Studienreihe Biologie Band 2

Herausgeber Professor Dr. Hans Knodel

Professor Dr. Ulrich Bäßler
unter Mitarbeit von Professor Dr. Holk Cruse
und Professor Dr. Walter Pflumm

Sinnesorgane und Nervensystem

3., erweiterte Auflage

J. B. Metzlersche Verlagsbuchhandlung
Stuttgart

Bildnachweis

Bild 1: Braitenberg, Gehirngespinste, Springer Verlag – 3: Burrows, J. comp. physiol. 83, 165, 1973 – 2, 5, 6, 13, 14, 18, 20, 21, 22, 25, 28, 33, 34, 35, 38, 39, 41, 45, 47, 49, 51, 64, 65, 66, 67, 68, 69, 72, 73, 74, 75, 77, 78, 81, 85, 88, 90, 93, 95, 96, 99, 100: Linder, Biologie, Metzlersche Verlagsbuchhandlung – 19: v. Muralt, Neuere Ergebnisse der Nervenphysiologie, Springer Verlag – 27: Haensel and Bomann, Journal of Neurophysiology 23, 564–587, 1960 – 30: Hadorn-Wehner, Allgemeine Zoologie, 19. Auflage 1974, Thieme Verlag – 31, 32: Florey, An introduction to general and comparative animal physiology, Saunders – 37, 53: Schmidt/Thews, Physiologie des Menschen, Springer Verlag – 42, 52: Wolken, Invertebrate Photoreceptors, Academic Press – 43, 44: Fels, Der Sehvorgang, Klett Verlag – 58: Keidel, Sinnesphysiologie, Springer Verlag – 93, 103: Rein-Schneider, Physiologie des Menschen, Springer Verlag – 71, 80, 87: Handbook of Sensory Physiology, Springer Verlag – 79: Schmidt, Grundriß der Sinnesphysiologie, Springer Verlag – 82, 83: Gauer, Kramer und Jung, Physiologie des Menschen, Band 11, Urban & Schwarzenberg – 84, 86: v. Frisch, Ausgewählte Vorträge, BLV – 89: Bäßler, Stabheuschreckenpraktikum, Franckh'sche Verlagshandlung – 104: Naturwissenschaftliche Rundschau 26 (1973), S. 209, Abb. 2.
Grafiken: Joannis Selveris (nach Vorlagen des Verfassers)

CIP-Kurztitelaufnahme der Deutschen Bibliothek

Bässler, Ulrich:
Sinnesorgane und Nervensystem / Ulrich Bässler.
Unter Mitarb. von Holk Cruse u. Walter
Pflumm. – 3., erw. Aufl. – Stuttgart : Metzler,
1979.
(Studienreihe Biologie ; Bd. 2)
ISBN 3-476-20176-7

Druck 1988, 1987, 1986, 1985
Die letzte Zahl nennt das Jahr des Drucks.
Alle Drucke einer Auflage können im Unterricht
nebeneinander verwendet werden.
Satz: Bauer & Bökeler Filmsatz KG, Denkendorf
Druck: Gulde-Druck, Tübingen
Printed in Germany

Inhaltsverzeichnis

Vorwort zur 3. Auflage

Die Erfahrungen mit diesem Buch in den Leistungskursen Biologie der Oberstufe der Gymnasien haben gezeigt, daß es an einigen Stellen ergänzt werden sollte. Das ist in dieser Auflage geschehen, ohne den Aufbau des Buches zu verändern. Man wird also diese Auflage neben der 2. Auflage benützen können.

Wir haben versucht, den Text so abzufassen, daß die vermittelten Tatbestände und die wissenschaftlichen Denkweisen wirklich zu verstehen sind. Das ist wahrscheinlich auf dem angestrebten Niveau nur möglich, wenn man gewisse Vereinfachungen vornimmt. Wir haben uns aber bemüht, nur so weit zu vereinfachen, daß die wesentlichen Teile des Stoffes in voller Höhe erhalten blieben.

Dieses Buch ist kein Lehrbuch im üblichen Sinn, sondern mehr ein Arbeitsbuch. Jedes Kapitel besteht aus zwei Teilen: dem eigentlichen Lehrbuchtext und den Aufgaben. Im Buch nehmen die Aufgaben nur einen kleinen Raum ein. Beim Durcharbeiten des Buches sollte man sich aber mindestens ebenso lange mit ihnen beschäftigen wie mit dem Lehrbuchtext. Die Aufgaben sind so abgefaßt, daß man sie nach Durcharbeiten des zugehörigen Textes lösen kann. Sie dienen nicht der Prüfung des Gedächtnisses, sondern sollen zu einem kritischen Eindringen in den Text anregen. Oft wird der Lösungsweg nicht sofort klar sein. Man sollte sich in diesem Fall längere Zeit mit der Aufgabe beschäftigen und erst dann im Lösungstext am Ende des Buches nachlesen, wenn man keinerlei Ansatzpunkt für eine Lösung findet. Die Lösungstexte sind knapp gehalten. Sie enthalten meistens nur Tatbestände, die im Lehrbuchtext nicht erwähnt sind, sondern hergeleitet werden müssen. Nach Lösung einer Aufgabe sollte also nicht nur der Lösungstext, sondern auch der zugehörige Lehrbuchtext mit der eigenen Lösung verglichen werden.

Allgemeine Grundlagen

Der Mensch unterscheidet sich vom Tier vor allem durch seine geistigen Leistungen. Diese Leistungen sind an sein höher entwickeltes Gehirn gebunden. Sind sie aber allein durch die Höherentwicklung des Nervensystems naturwissenschaftlich zu erklären? Die Beantwortung dieser Frage liefert einen wesentlichen Beitrag zu unserem Menschenbild.

Unsere Vorstellungen von der Umwelt werden durch unsere Sinnesorgane bestimmt. Deshalb ist die Kenntnis der Leistungen unserer Sinnesorgane für viele erkenntnistheoretische Fragen eine wichtige Voraussetzung. Unser Bild von der Umwelt bestimmt aber in starkem Maß auch unser Verhältnis zu ihr.

Die folgende Darstellung der Leistungen von Sinnesorganen und Nervensystem gibt also nicht nur einen Einblick in die Arbeitsmethoden und den Wissensstand dieser modernen biologischen Teildisziplin. Vielmehr werden auch Grunderkenntnisse aufgezeigt, die unser Verhältnis zu uns selbst und zu unserer Umwelt beeinflussen können.

1. Untersuchung der Leistungen von Sinnesorganen und Nervensystem

Hält man sich vor das linke Auge ein grünes Filter, vor das rechte ein rotes und blickt dann auf eine weiße Fläche, so erscheint diese zwar dunkler als vorher, aber nach wie vor weiß. Nur mit dem linken Auge betrachtet, erscheint die Fläche grün, nur mit dem rechten betrachtet rot. Der Versuch zeigt, daß die Empfindung »weiß« erst im Gehirn zustande gekommen sein kann. Bei der Untersuchung einer Sinnesleistung muß man also das Zentralnervensystem mit einbeziehen. Sinnes- und Nervenphysiologie sind, mindestens im Bereich der Sinneswahrnehmungen, nicht zu trennen.

Mit welchen Methoden werden Vorgänge im Bereich des Nervensystems und der Sinnesorgane untersucht? Ein weiteres Beispiel soll das verdeutlichen: Eine Versuchsperson sitzt mit herabhängenden Unterschenkeln auf einem Tisch. Schlägt man mit der Handkante oder einem Gummihammer direkt unterhalb der Kniescheibe auf den Unterschenkel, so bewegt sich dieser nach vorne, ohne daß die Versuchsperson die Bewegung unterdrücken kann (Kniesehnenreflex). Soll der Kniesehnenreflex näher analysiert werden, könnten drei verschiedene Methoden angewendet werden:

Mit **anatomischen Methoden** wird festgestellt, wie das Gelenk und der beteiligte Muskel gebaut sind, welche Nerven ihn versorgen, ob es Sinnesorgane gibt, die die Muskelspannung oder -länge messen können, in welchen Teilen des Zentralnervensystems die Nerven entspringen usw. Solche anatomischen Untersuchungen bilden immer die Grundlage für alle weiteren Analysen.

Die **physiologischen Methoden** fragen nach der Funktionsweise der beteiligten Strukturen: Wie geht eine Muskel-Kontraktion vor sich, auf welche Weise wird die Information in den Nerven weitergeleitet, wie wird eine Sinneszelle erregt usw.? Die meisten Prozesse in Sinnesorganen und im Nervensystem beruhen auf elektrischen Vorgängen. Deshalb ist die wichtigste Methode der Sinnes- und Nervenphysiologie die Elektrophysiologie.

Systemtheoretische (kybernetische) Methoden: Eine Reaktion wie der Kniesehnenreflex kommt durch das Zusammenwirken vieler Einzelteile in einem System zustande (Sinnesorgane, Nerven, Muskeln). Die Eigenschaften eines solchen Systems sind häufig aus den Eigenschaften seiner Einzelteile nicht ohne weiteres ersichtlich. Kennt man den Aufbau eines Systems, kann man mit Hilfe der Systemtheorie die Eigenschaften dieses Systems erschließen.

Beim wissenschaftlichen Arbeiten werden häufig alle drei Methoden gleichzeitig benützt, ja häufig ist ein abschließendes Urteil nur bei Heranziehung der Ergebnisse aller Methoden möglich. In den folgenden Abschnitten werden die wesentlichen Arbeitsweisen dieser drei Methoden geschildert. In jedem Abschnitt ist an einem Beispiel gezeigt, zu welchen Ergebnissen man mit diesen Methoden kommt.

2. Anatomie

Um den Feinbau eines Sinnesorganes oder eines Nerven zu studieren, bedient man sich licht- und elektronenmikroskopischer Methoden. Für lichtmikroskopische Untersuchungen stellt man zunächst mit einem Mikrotom eine Serie von Schnitten durch das betreffende Organ her, färbt die Schnitte in geeigneter Weise und versucht dann, aus den Schnitten das Organ zu rekonstruieren. Mit solchen Methoden ist es aber nicht möglich festzustellen, welchen

Verlauf die vielen verschiedenen Fortsätze einer einzelnen Nervenzelle durch das Gewirr der Fortsätze anderer Nervenzellen im Zentralnervensystem nehmen und an welchen Stellen sie mit anderen Nervenzellen in Kontakt treten. Die **Methoden der Neuroanatomie** müssen also in der Lage sein, nur einige wenige Nervenzellen anzufärben, die anderen Nervenzellen aber ungefärbt zu lassen. Den Verlauf der gefärbten Zellen kann man dann in dicken Schnitten leicht verfolgen. Für solche speziellen Probleme gibt es mehrere Methoden:

a) Durch Behandlung mit Silbersalzen färben sich Nervenzellen dunkel, das restliche Gewebe bleibt ungefärbt. Im allgemeinen färbt sich nur ein Teil der Nervenzellen bis in die feinsten Verästelungen. Die restlichen Nervenzellen bleiben völlig ungefärbt. Man kann also in solchen Präparaten bequem einzelne Zellen und deren Ausläufer verfolgen. Würden sich alle Zellen färben, wäre das Bild viel zu unübersichtlich.

b) Es gelingt auch, in eine einzelne Nervenzelle Farbstoffe zu injizieren. Dazu wird die Zelle mit einer feinen Glaskapillare angestochen, oder man läßt den Stoff über das abgeschnittene Ende einer Nervenfaser in die Zelle diffundieren. Bei dieser Methode färbt sich nur eine einzelne Zelle, so daß man deren Verlauf in sehr dikken Schnitten, unter Umständen sogar in Totalpräparaten eines ganzen Ganglions verfolgen kann. Als häufigster »Farbstoff« wird heute Kobaltchlorid verwendet. Nach dem Eindringen in die Zelle wird das Präparat in Ammoniumsulfid gelegt, so daß sich unlösliches Kobaltsulfid bildet.

Im folgenden ist der **Bau einer typischen Wirbeltier-Nervenzelle** (Motoneuron im Rückenmark) beschrieben, wie er sich bei Anwendung der beschriebenen Methoden sowie der Elektronenmikroskopie darbietet.

Die Nervenzelle besteht aus dem bis 0,25 mm großen *Zellkörper* und mehreren Fortsätzen verschiedener Form und Länge. Einige Fortsätze sind kurz und stark verästelt. Diese *Dendriten* gehen übergangslos aus dem Zellkörper hervor. Einer der Fortsätze kann sehr lang sein (beim Menschen über 1 m). Er heißt *Nervenfaser, Neurit* oder *Axon.* Er kann verzweigt sein. Der Zellkörper enthält den Kern und alle anderen, für Zellen typischen Organellen. Das Plasma des Zellkörpers bildet die Substanzen, aus denen sich die Fortsätze aufbauen. Die Einheit von Zellkörper, Dendriten und Neurit wird als *Neuron* bezeichnet.

Die Neuriten sind oft von sogenannten *Schwannschen Zellen* umgeben. Bei den Wirbellosen und bei den langsam leitenden Neuriten der Wirbeltiere sind meistens mehrere Neurite in eine

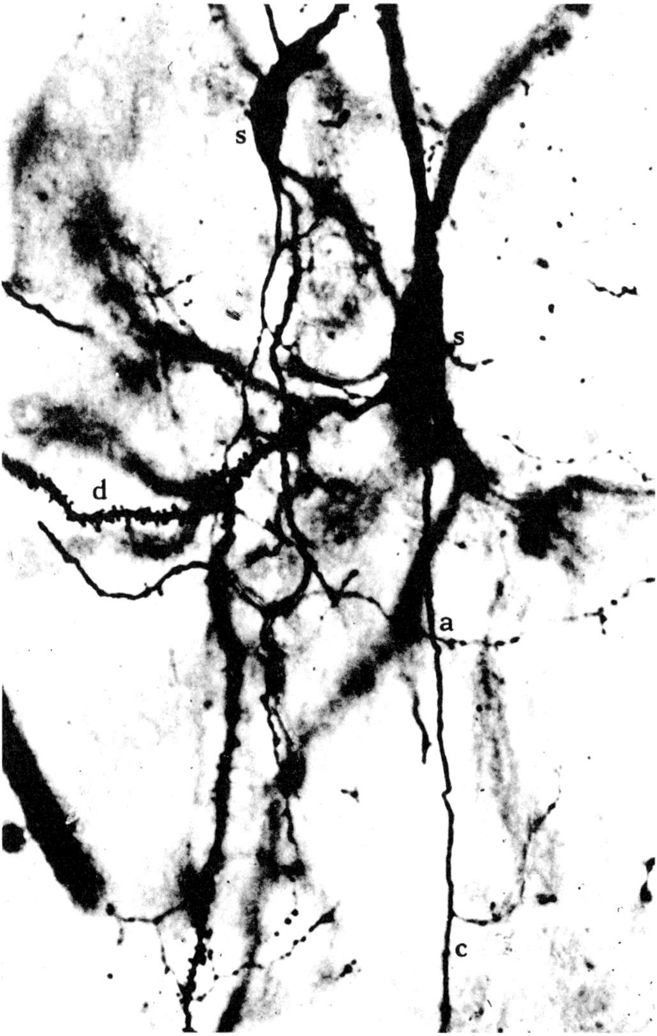

Bild 1: Zwei mit Silbersalzen gefärbte Nervenzellen aus der Großhirnrinde des Rindes. Die rechte Zelle (s = Zellkörper) zeigt das Axon a, das sich bei c verzweigt und einen Dendriten (d) mit dornenförmigen Fortsätzen (Ansatzstellen von Synapsen). Am linken Neuron sind mehrere Dendriten zu sehen. Die restlichen Strukturen der beiden Zellen liegen außerhalb der Brennebene des Mikroskops.

Schwannsche Zelle eingesenkt. Die rasch leitenden Neuriten der Wirbeltiere sind von einer *Schwannschen Scheide* (Myelinscheide) umgeben. Diese entsteht dadurch, daß sich während der Embryonalentwicklung eine Schwannsche Zelle mehrmals um den Neuri-

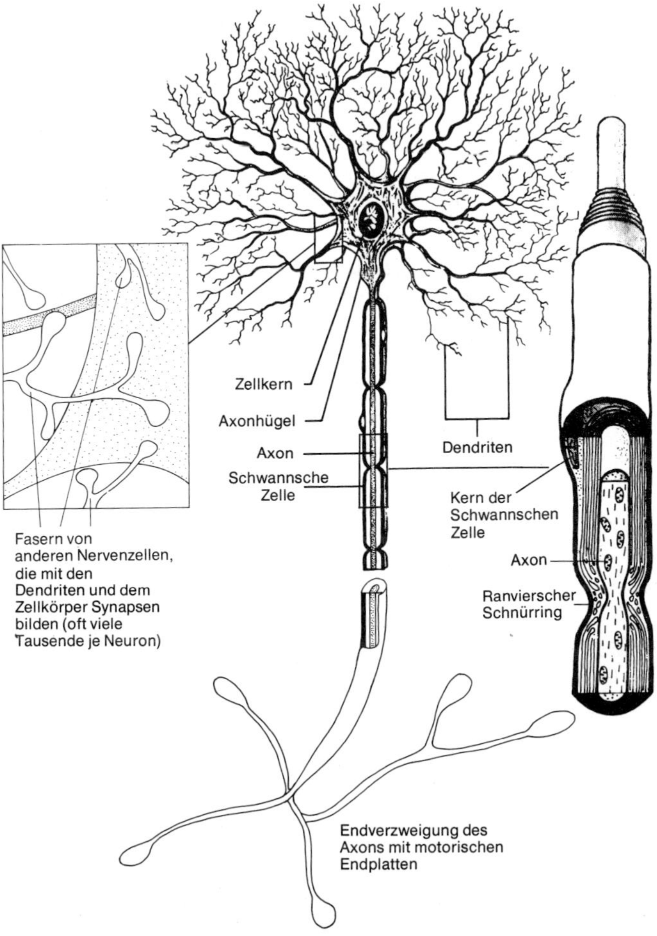

Bild 2: Nervenzelle (Motoneuron im Rückenmark), schematisch. Durchmesser des Axons etwa 5 bis zu 20 μm

ten wickelt. Die Schwannsche Scheide besteht deshalb aus vielen Lagen der Plasmamembran der Schwannschen Zelle. Sie hat also eine lamellenartige Struktur. In Abständen von etwa 1 mm ist die Scheide von Einschnürungen, den *Ranvierschen Schnürringen,* un-

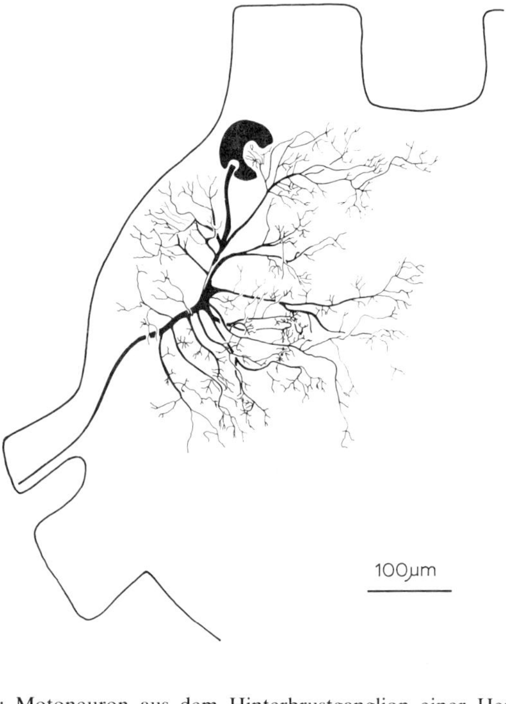

Bild 3: Motoneuron aus dem Hinterbrustganglion einer Heuschrecke. Zeichnung nach einem Kobaltpräparat. Die äußere Begrenzung des Ganglions ist eingezeichnet.

terbrochen. Sie stellen die Grenzen der nebeneinanderliegenden Schwannschen Zellen dar.

Die zahlreichen Berührungsstellen zwischen zusammengeschalteten Nervenzellen oder zwischen Nervenzellen und Muskelfasern heißen *Synapsen.* Ein *Nerv* besteht aus Bündeln parallel-laufender Neuriten. Die einzelnen Bündel und der ganze Nerv sind von Bindegewebszellen umhüllt.

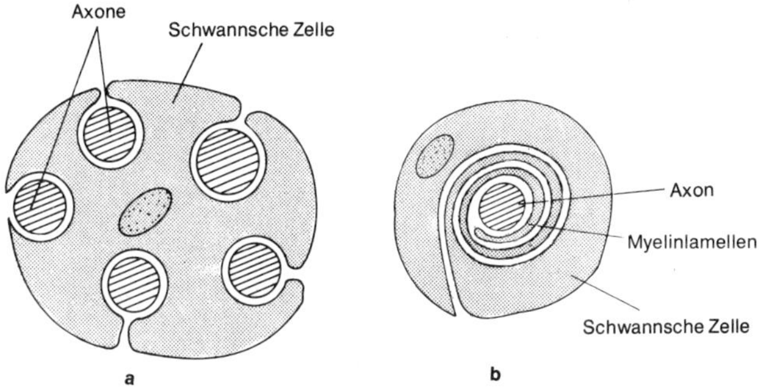

Bild 4: a) Querschnitt durch eine Schwannsche Zelle mit mehreren eingebetteten Nervenfasern. b) Nervenfaser mit Schwannscher Scheide, quer. Die Myelinscheide ist der Fortsatz der Schwannschen Zelle, die sich vielmals um das Axon wickelt.

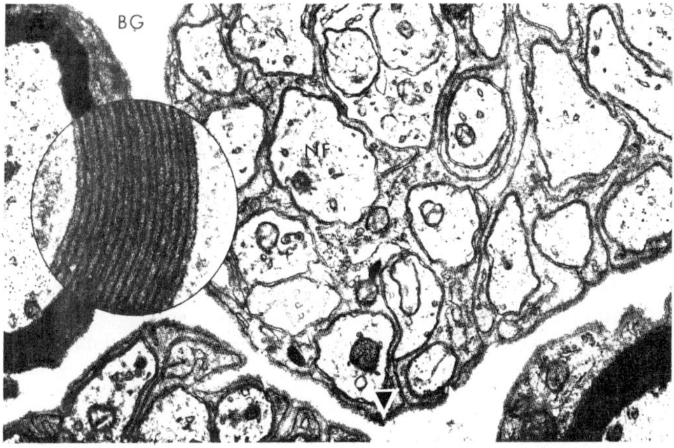

Bild 5: Ausschnitt aus peripherem Nerv der Maus. Vergrößerung 10 000fach, Einschaltbild 40 000fach. Im linken Bildteil eine rasch leitende Nervenfaser von einer Myelinscheide (Schwannsche Scheide) umgeben. Im Einschaltbild wird der lamellenartige Aufbau dieser Scheide deutlich. Im rechten Bildteil sind viele langsam leitende Nervenfasern (NF), von einer Schwannschen Zelle umgeben. Bei ▶ ist eine tieferliegende Faser durch einen engen Kanal mit der Oberfläche verbunden. BG stützendes Bindegewebe

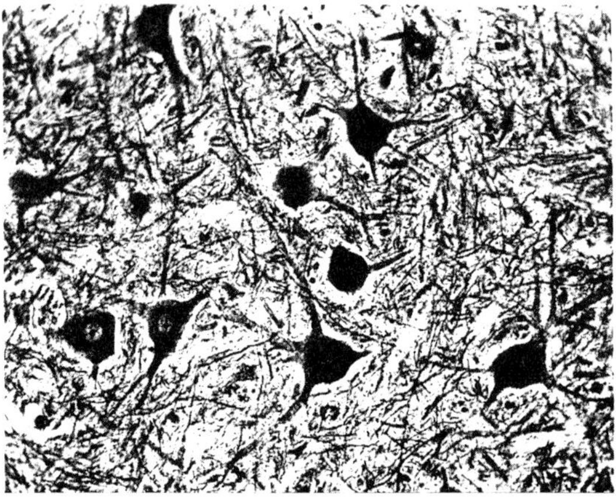

Bild 6: Nervenzellen (Motoneurone) in der grauen Substanz des Rückenmarks der Katze. 90fach vergrößert. Silbersalzfärbung

Aufgaben

1. Kann man in einer einzigen, mit Silbersalzen gefärbten Schnittserie durch einen Gehirnabschnitt feststellen, mit wie vielen anderen Zellen eine bestimmte Nervenzelle in Kontakt tritt?

2. Welche Methode eignet sich besser für die Verfolgung einer einzelnen langen Nervenfaser im Zentralnervensystem, die Silbersalz- oder die Kobaltchloridmethode?

3. Definieren Sie folgende Begriffe: Neuron, Schwannsche Zelle, Schwannsche Scheide!

4. Welchen Querschnitt (senkrecht zur Bildebene geschnitten) hat der in Bild 5 bei Δ dargestellte Kanal?

3. Grundzüge der Elektrophysiologie

3.1. Meßtechnik

Galvani konnte schon 1791 nachweisen, daß die Erregungsleitung im Nerv mit elektrischen Vorgängen verknüpft ist. Die früher verwendeten Meßgeräte arbeiteten aber viel zu langsam, um die sehr schnellen Spannungsänderungen in Nerven aufzuzeichnen. Deshalb waren keine exakten Angaben über Form und Höhe elektrischer Impulse in Nervenzellen möglich. Erst die Erfindung des schnell arbeitenden Kathodenstrahloszillographen und des Röhrenverstärkers brachte eine Wende. So ist die Entwicklung der Elektrophysiologie eng verknüpft mit den Fortschritten in der Elektrotechnik und Elektronik.

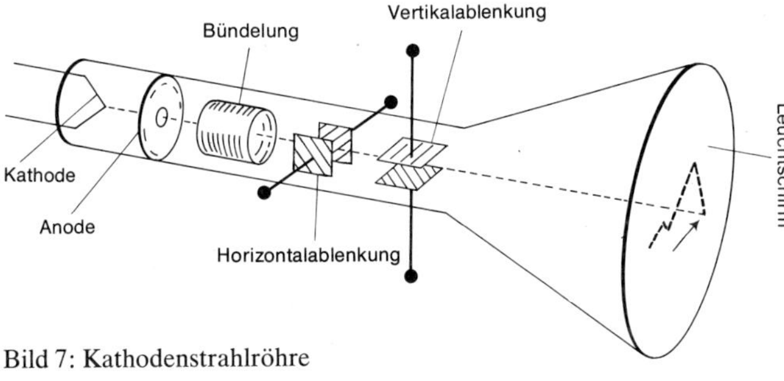

Bild 7: Kathodenstrahlröhre

Der *Kathodenstrahloszillograph* enthält als wesentlichen Teil die Kathodenstrahlröhre (Bild 7). Von einer Glühkathode geht ein Elektronenstrahl durch eine Öffnung in der Anode, wird dann gebündelt und gelangt auf den Leuchtschirm. Dort erzeugt er einen hellen Lichtfleck. An die als Horizontal- und Vertikalablenkung bezeichneten Plattenpaare kann man Spannungen anlegen. Dann entstehen elektrische Felder, die den Elektronenstrahl entsprechend ablenken. Normalerweise wird an die Platten der Horizontalablenkung eine mit der Zeit gleichmäßig ansteigende Spannung angelegt. Nach Erreichen eines Maximums springt sie auf Null und steigt dann wieder aufs Neue an. Dadurch wird der Strahl mit konstanter Geschwindigkeit von links nach rechts über den Leuchtschirm bewegt. Erreicht er den rechten Rand des Leuchtschirms, was dem Maximum der angelegten Spannung entspricht, springt er zum linken Rand zurück und beginnt seine Bewegung aufs Neue.

An die Platten der Vertikalablenkung wird die zu messende Spannung angelegt. Man benötigt eine Spannung von mehreren Volt, um den Elektronenstrahl genügend ablenken zu können. Die winzigen Spannungen, die man von Nervenzellen ableitet, müssen also vielfach verstärkt werden, damit man auf dem Oszillographenschirm eine gut sichtbare Ablenkung des Strahls erhält. Die Ablenkung des Elektronenstrahls ist trägheitsfrei. Der Elektronenstrahl folgt also auch noch sehr schnellen Spannungsänderungen, wie sie beispielsweise in Nervenzellen vorliegen.

Die Spannungen in Nervenzellen werden mit Hilfe von *Elektroden* abgegriffen. Im einfachsten Fall verwendet man dazu feine Stahlnadeln. Die Elektroden sind mit einem *Verstärker* verbunden. Um einen unverzerrten Spannungsverlauf zu erhalten, muß man den Verstärker so konstruieren, daß praktisch kein Strom über die Elektroden zum Verstärker fließt. Fließt nämlich ein nennenswerter Strom zum Verstärker, brechen die im Gewebe erzeugten Spannungen sofort zusammen. Man verwendet deshalb Verstärker mit hohen Eingangswiderständen (mindestens $1\,M\Omega = 10^6$ Ohm). Bei Verstärkern mit derart hohem Eingangswiderstand wirkt aber jede damit verbundene Elektrode als Antenne. Sie nimmt eine Vielzahl von Störungen (vor allem die 50 Hertz des Wechselstromnetzes) auf und gibt sie an den Verstärker weiter. Die Störungen werden dort wie die Meßspannungen verstärkt. Die störenden Einstreuungen überlagern sich also der gemessenen Spannung. Werden sie zu stark, läßt sich die vom Nerv ausgehende Spannung nicht mehr erkennen. Zur Vermeidung solcher Störungen schirmt man das Objekt und alle Zuleitungen zum Verstärker durch einen Faraday-Käfig ab (Käfig aus geerdetem Drahtgeflecht). Dadurch können störende Einstreuungen überhaupt nicht oder doch nur stark abgeschwächt die Elektroden erreichen.

Man unterscheidet grundsätzlich zwei Typen von Verstärkern: Wechselspannungs- und Gleichspannungsverstärker. Bei der Gleichspannungsverstärkung wird die am Eingang anliegende Spannung um einen bestimmten Betrag verstärkt. Damit bleibt auch die Form eines Signals erhalten. Bei Wechselspannungsverstärkung wird dagegen nur der Spannungswechsel verstärkt. Bei dauernd gleichbleibend erhöhter Spannung fällt die verstärkte Spannung also rasch wieder auf Null ab. Deshalb können mit Wechselspannungsverstärkern nur rasche Spannungsänderungen verzerrungsfrei wiedergegeben werden. Langsame Spannungsänderungen und Gleichspannungen werden unterdrückt. Wechselspannungsverstärker sind jedoch leichter zu handhaben als Gleichspannungsverstärker. Deshalb setzt man sie überall da ein, wo man nicht unbedingt einen Gleichspannungsverstärker benötigt.

Für die Ableitung biologischer Spannungen kann man als Elektroden sehr dünne, blanke Metalldrähte verwenden. Taucht man jedoch ein Metall in eine Elektrolytlösung (z. B. Gewebeflüssigkeit), so entsteht dabei eine Spannung. Diese Spannung unterliegt dauernden langsamen Änderungen und verfälscht damit die Meßergebnisse. Metallelektroden kann man daher nur zusammen mit Wechselspannungsverstärkern verwenden, da diese nur Spannungsänderungen, nicht aber die an der Metall-Gewebsflüssigkeitsgrenze sich aufbauende Gleichspannung verstärken.

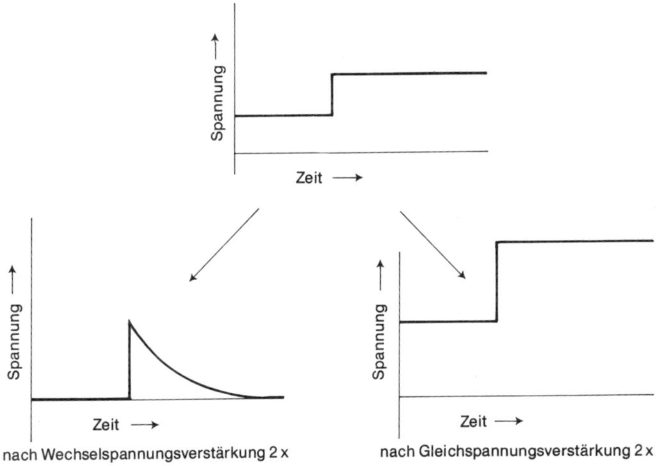

Bild 8: Spannungssprung (oben) nach zweifacher Wechselspannungs- und Gleichspannungsverstärkung

Will man auch Gleichspannungen im Gewebe messen, muß man sogenannte nichtpolarisierbare Elektroden verwenden (z. B. einen mit einer Silberchloridschicht überzogenen Silberdraht).

3.2 Die Erregungsleitung im Axon ohne Schwannsche Scheide

Um die elektrischen Vorgänge bei der Erregungsleitung genauer zu studieren, untersucht man nicht einen ganzen Nerv, sondern ein einzelnes, isoliertes Axon. Für solche Versuche haben sich die Riesenfasern (Axone) von Tintenfischen besonders bewährt. Sie sind nicht von Schwannschen Zellen umhüllt und extrem dick (etwa 0,5 mm Durchmesser). Man kann also leicht feine Elektroden ins Innere einführen *(intrazelluläre Ableitung).* Solche Elektroden bestehen heute normalerweise aus einer Glaskapillare mit unter Umständen nur 0,5 μm Spitzendurchmesser (Kapillarelektrode). Durch die feine Elektrode wird die Nervenzelle nicht nennenswert verletzt. Die Elektrode ist mit konzentrierter KCl-Lösung gefüllt. In die obere Öffnung der Glaskapillare taucht ein mit Silberchlorid überzogener Silberdraht ein. Die Elektrode ist damit nicht polarisierbar.

Ruhepotential: Im Versuch liegt die Riesenfaser in Meerwasser. Als Elektroden werden eine Kapillarelektrode und eine zweite, gröbere, ebenfalls nicht polarisierbare Elektrode verwendet. Beide Elektroden sind über einen Gleichspannungsverstärker mit einem Oszillographen verbunden. Am Beginn des Versuchs tauchen beide Elektroden in das die Faser umgebende Meerwasser ein. Zwischen ihnen tritt dann keine Spannung auf. Dann wird die Kapillarelektrode mit einem Mikromanipulator (Gerät, mit dem sich sehr feine Bewegungen ausführen lassen) auf die Nervenfaser zu bewegt. Im Augenblick des Einstiches in die Faser beobachtet man eine Spannung von 50–90 mV. Diese Spannung bleibt konstant auf einem bestimmten Wert, solange sich die Elektrodenspitze im Innern der Faser befindet. Die Außenseite des Axons ist dabei positiv, die Innenseite negativ geladen. Die Spannung zwischen dem Inneren und dem Äußeren einer Zelle bezeichnet man als Mem-

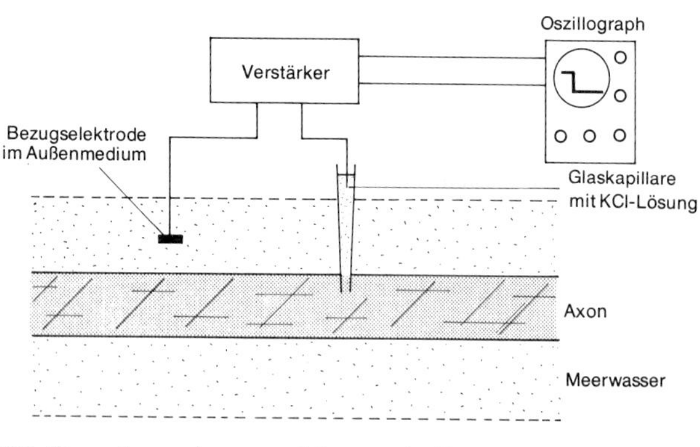

Bild 9: Versuchsanordnung zur Messung des Ruhepotentials, schematisch. Auf dem Oszillographenschirm ist der Spannungsverlauf beim Einstechen der Kapillarelektrode zu sehen. Der Nerv liegt in Meerwasser, weil dessen Zusammensetzung dem Blut bei Tintenfischen entspricht.

branspannung oder **Membranpotential.** Das Membranpotential einer ruhenden Nerven- oder Muskelzelle heißt Ruhespannung oder Ruhepotential.

Auf der Suche nach der **Ursache des Ruhepotentials** hilft folgendes Gedankenexperiment: Ein Gefäß sei durch eine Membran in zwei Hälften geteilt. In der linken Hälfte des Gefäßes befinde sich eine Salzlösung, in der rechten Hälfte destilliertes Wasser. Die Membran sei nur für das betreffende Kation (positiv geladen) durchlässig, nicht aber für das Anion. Nach kurzer Zeit wird ein Teil der Kationen in die rechte Hälfte hinüberdiffundieren. Da die Anionen nicht folgen können, entsteht dort ein Überschuß an positiver Ladung, in der Salzlösung ein Überschuß an negativer La-

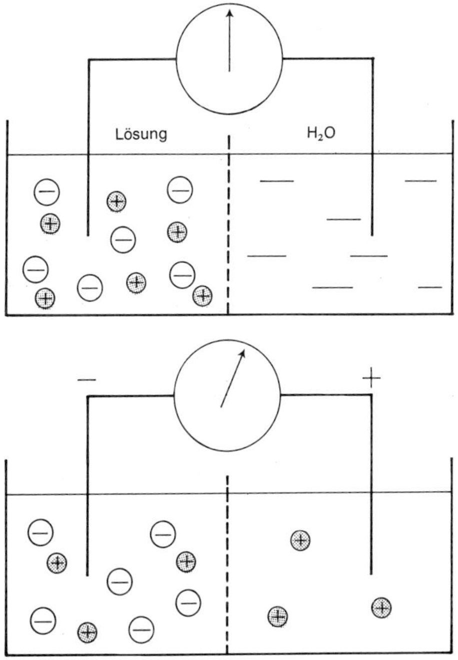

Bild 10: Gedankenexperiment zur Frage der Entstehung des Ruhepotentials. Die Wassermoleküle sind nicht gezeichnet. Da die trennende Wand semipermeabel ist (sie ist für die meisten beteiligten Ionen undurchlässig), tritt auch Osmose ein. Dadurch verändert sich aber die Ladungsverteilung nicht. In der Zeichnung sind osmotisch bedingte Volumenveränderungen nicht berücksichtigt.

dung. Es baut sich also zwischen rechter und linker Seite des Gefäßes eine Spannung auf.

Wir bringen jetzt in unserem Gedankenexperiment in die rechte Seite des Gefäßes statt Wasser eine andere Salzlösung (nicht die gleiche wie auf der linken Seite) und nehmen an, die trennende Membran sei nur für das links vorhandene Kation durchlässig, für das links vorhandene Anion und für beide rechts vorhandenen Ionen aber undurchlässig. Auch in diesem Falle wird ein Teil der links vorhandenen Kationen in die rechte Seite des Gefäßes diffundieren. Da die Wand für alle anderen Ionen undurchlässig ist, kann die so entstehende Spannung nicht ausgeglichen werden: es entsteht auch in diesem Fall eine Spannung zwischen dem linken und rechten Teil des Gefäßes. Ist die Membran außer für das linke Kation auch noch für das rechte Anion durchlässig, wird zusätzlich ein Teil der rechts vorhandenen Anionen nach links diffundieren, was die Spannung zwischen den beiden Hälften noch vergrößert.

Auf beiden Seiten einer Membran wird sich also immer dann eine Spannung aufbauen, wenn folgende Voraussetzungen erfüllt sind:

(1) Auf beiden Seiten müssen unterschiedliche Ionen vorliegen.

(2) Die Membran darf nur für gewisse Ionen durchlässig sein.

Folgende experimentelle Ergebnisse beweisen, daß das Ruhepotential weitgehend auf die eben geschilderte Weise zustande kommt:

a) Im Inneren des Axons findet man hauptsächlich positiv geladene Kaliumionen und negativ geladene organische Ionen (Anionen). Außerhalb des Axons sind dagegen hauptsächlich positiv geladene Natriumionen und negativ geladene Chloridionen vorhanden. Die erste Voraussetzung für die obige Vorstellung, die ungleiche Verteilung verschiedener Ionen, ist also erfüllt.

b) Die Membran der ruhenden Nervenfaser läßt Kaliumionen gut, Chloridionen etwas schlechter und Natriumionen und große Anionen so gut wie gar nicht passieren. Die zweite Voraussetzung, die selektive Durchlässigkeit der trennenden Membran, ist also ebenfalls erfüllt. Das Ruhepotential kommt offensichtlich so zustande, daß ein kleiner Teil der innen befindlichen Kaliumionen nach außen und ein Teil der außen befindlichen Chloridionen nach innen diffundiert. Dadurch entsteht im Inneren ein Überschuß an negativen, im Außenmedium ein Überschuß an positiven Ionen.

Genauere Untersuchungen haben nun aber ergeben, daß die Membran in sehr geringem Umfang auch Natriumionen durchläßt. Die unterschiedliche Ionenverteilung innerhalb und außerhalb der Faser müßte sich also allmählich ausgleichen. Das Ruhepotential müßte demnach immer kleiner werden. Das Ruhepotential verändert sich aber im Laufe der Zeit nicht. Diese Tatsache ist nur dadurch zu erklären, daß die eindringenden Natriumionen durch einen aktiven Transportvorgang fortwährend nach außen befördert werden. Das belegt folgender Versuch: Führt man einer Nervenfaser Cyanidionen (Zellgift) zu, so wird das Ruhepotential allmählich kleiner. Ein Nachlassen des Natrium-Transports durch Vergiftung ist aber nur bei aktivem Transport denkbar. Offensichtlich werden auch Kalium-Ionen von außen nach innen aktiv transportiert. Man spricht deshalb von einer »Natrium-Kalium-Pumpe«.

Nach den geschilderten Versuchsergebnissen kommt das Ruhepotential also wie folgt zustande: Durch einen aktiven Ionentransportvorgang (»Natrium-Kalium-Pumpe«) wird eine ungleiche Ionenverteilung außerhalb und innerhalb der Nervenfaser hergestellt (im Außenmedium hauptsächlich Natrium- und Chloridionen, im Innenmedium Kaliumionen und organische Anionen). Die Fasermembran ist für Kalium- und teilweise auch für Chloridionen wesentlich leichter durchlässig als für Natriumionen und organische Anionen. Deshalb diffundiert ein Teil der Kaliumionen nach außen und ein Teil der Chloridionen nach innen. Dadurch entsteht im Außenmedium ein Überschuß an positiver Ladung und im Innenmedium ein Überschuß an negativer Ladung.

Aktionspotential: Im weiteren Verlauf des Experiments wird die Versuchsanordnung erweitert. Man sticht nämlich in dem Präparat von Bild 9 eine weitere Kapillarelektrode in unmittelbarer Nähe der ersten in die Nervenfaser ein. Eine zusätzliche Elektrode taucht in das umgebende Meerwasser ein. Die beiden neuen Elektroden sind nicht mit dem Verstärker verbunden. Man kann vielmehr an sie schwache Spannungen anlegen. Anlegen einer Gleichspannung von einigen Millivolt an die beiden neuen Elektroden (Kapillarelektrode positiv) erniedrigt das Membranpotential. Man sagt auch, die Nervenfaser wird *depolarisiert.* Ist die Erniedrigung klein, stellt sich das Ruhepotential nach Abschalten der Spannung wieder auf seinen alten Wert ein (Bild 11). Je höher die angelegte Spannung, desto stärker sinkt das Membranpotential ab. Senkt man das Membranpotential jedoch unter einen bestimmten Wert, so wird die Membran an dieser Stelle kurzzeitig außen negativ und innen positiv. Dieser nur etwa 1 ms dauernde Impuls wird als Aktionspotential, Aktionsspannung, spike oder einfach Impuls bezeichnet. Seine Höhe ist unabhängig von der Höhe der angelegten Spannung, wenn diese in der Lage ist, das Membranpotential bis zum Schwellenwert zu erniedrigen. (*Alles-oder-Nichts-Gesetz).* Das Aktionspotential wandert vom Ort seiner Entstehung nach beiden Seiten über die Nervenfaser. Es ist also in der Lage, eine Information weiterzuleiten.

Der Begriff »Potential« wird in der Elektrophysiologie manchmal entgegen der physikalischen Definition und außerdem doppeldeutig benützt. Beim Ruhepotential und Membranpotential bezeichnet er eigentlich eine Potentialdifferenz oder Spannung, beim Aktionspotential eine Änderung der Spannung in der Zeit, wobei außerdem der Nullpunkt das Ruhepotential ist (Bild 12).

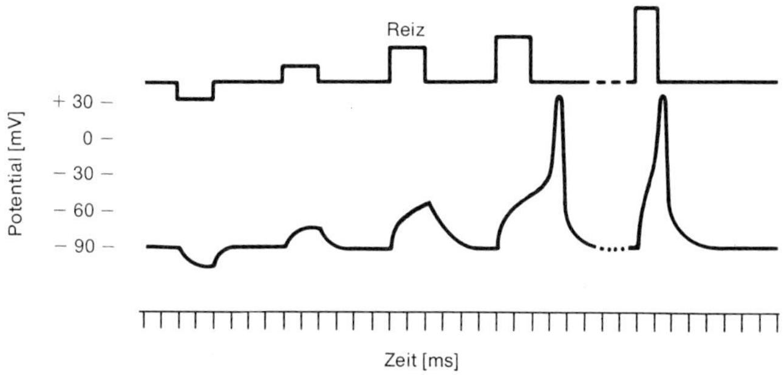

Bild 11: Reizung einer Nervenfaser mit rechteckförmigen Spannungen unterschiedlicher Höhe und Polung (obere Linie). Untere Linie: intrazelluläre Ableitung aus der Nervenfaser. Wenn der Reiz das Ruhepotential unter den Schwellenwert erniedrigt, entsteht ein Aktionspotential (die beiden letzten der unteren Reihe), dessen Amplitude unabhängig von einer weiteren Erhöhung des Reizes ist.

Wie kommt ein Aktionspotential zustande? Hodgkin und Huxley haben festgestellt, daß die Durchlässigkeit der Membran für Natrium-Ionen vom Membranpotential abhängig ist. Erniedrigt man das Ruhepotential, so steigt die Durchlässigkeit der Membran für Natrium-Ionen 1–2 ms lang an. Vor Erreichen des Schwellenwerts bleibt dabei die Durchlässigkeit der Membran für Natriumionen kleiner als die für Kaliumionen. Nach Überschreiten der Schwelle wird aber die Permeabilität der Membran für Natriumionen größer als die für Kaliumionen. Damit strömen in der Zeiteinheit mehr Natriumionen nach innen als Kaliumionen nach außen. Dadurch verringert sich die Spannung zwischen innen und außen (das Membranpotential sinkt ab). Als Folge des abgesunkenen Membranpotentials erhöht sich die Permeabilität für Natriumionen weiter usf. Die Durchlässigkeit der Membran für Natriumionen wächst auf diese Weise lawinenartig an. Schließlich ist die Durchlässigkeit der Membran für Natriumionen wesentlich höher als die für Kaliumionen. Es strömen also pro Zeiteinheit mehr Natriumionen nach innen als Kaliumionen nach außen. Dadurch entsteht im Innern der Faser ein Überschuß an positiver Ladung. Die Membran ist also gegenüber vorher gerade umgekehrt geladen.

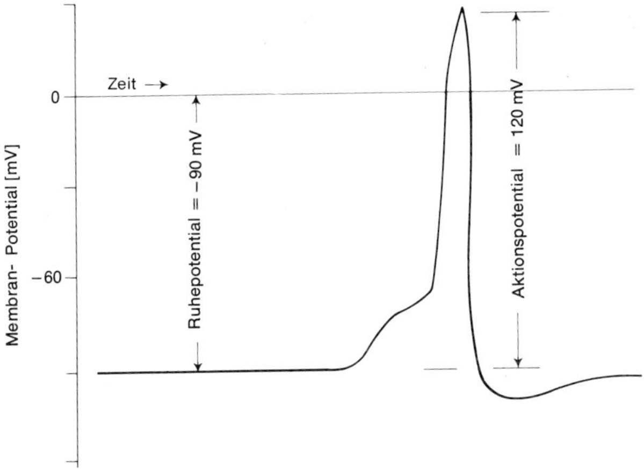

Bild 12: Zur Definition von Ruhe- und Aktionspotential. Bezugsgröße des Ruhepotentials ist das Außenmedium = 0; Bezugsgröße des Aktionspotentials ist das Ruhepotential = 0.

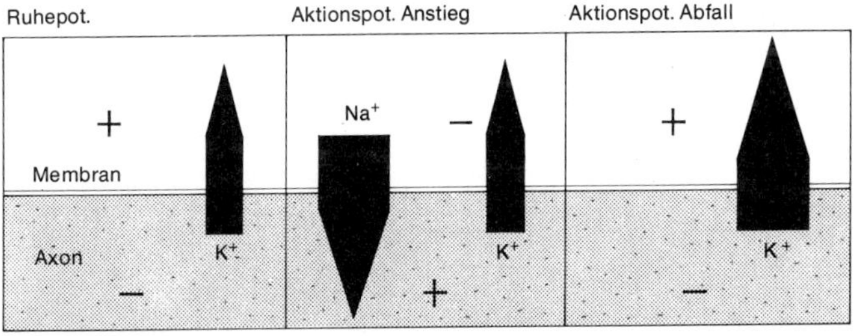

Bild 13: Ionenströme beim Ruhe- und Aktionspotential, schematisch. Die Dicke der Pfeile veranschaulicht die unterschiedlichen Mengen der durch die Membran hindurchtretenden Ionen.

Die Zunahme der Permeabilität für Natriumionen hält nur 1–2 ms an. Ihr folgt dann eine etwas länger dauernde Erhöhung der Permeabilität für Kaliumionen, während die Permeabilität für Natriumionen rasch wieder den Ruhewert erreicht. Durch den so erhöhten Kalium-Ausstrom erreicht das Ruhepotential rasch wieder den Ausgangswert (kurzzeitig wird dieser sogar unterschritten). Der Einstrom an Natrium- und der Ausstrom an Kalium-Ionen während eines Aktionspotentials wird durch den aktiven Transportvorgang (Natrium-Kalium-Pumpe) wieder kompensiert. Die Menge der wandernden Ionen ist außerordentlich gering. Daher tritt nach einem einzigen Aktionspotential keine meßbare Veränderung der Ionenverteilung ein. Während eines Aktionspotentials hält die Erhöhung der Membranpermeabilität für Natriumionen nur sehr kurz an und fällt dann trotz weiterhin depolarisierter Membran auf sehr geringe Werte ab. Nach dem Ende eines Aktionspotentials kann 1–2 ms lang die Permeabilität für Natriumionen nicht wieder erhöht werden, wenn man die Membran depolarisiert. Die Zelle ist deshalb während dieser Zeit unerregbar (*refraktär).* Die Refraktärzeit begrenzt die maximale Frequenz der Aktionspotentiale auf etwa 500/s.

Aktionspotentiale wandern über die Nervenfaser hinweg. Die **Weiterleitung des Aktionspotentials** vollzieht sich so (Bild 14): Durch Reizung entsteht an einer bestimmten Stelle (A) ein Aktionspotential. Während der Dauer des Aktionspotentials grenzen an dieser Stelle sowohl innerhalb wie außerhalb der Faser je ein positiv und ein negativ geladener Bereich unmittelbar aneinander. Ausgleichsströmchen sind die Folge. Diese erniedrigen das Membranpotential der benachbarten Stellen unter den Schwellenwert, so daß auch hier ein Aktionspotential erzeugt wird.

Die neu entstandenen Aktionspotentiale erniedrigen ihrerseits wieder das Ruhepotential der benachbarten Stellen, aber auch der Stelle A, an der die alte Membranpolarität wieder hergestellt ist.

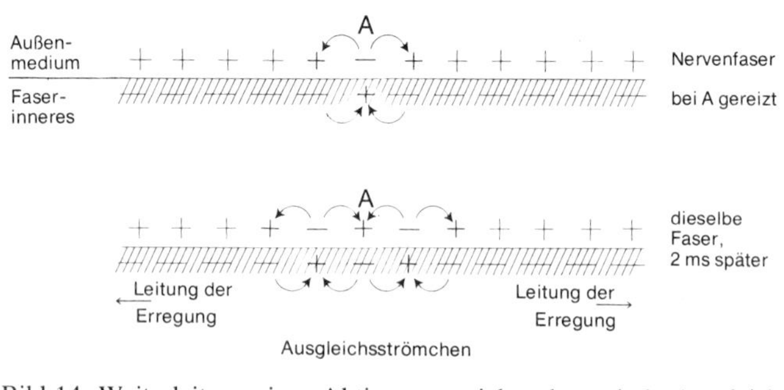

Bild 14: Weiterleitung eines Aktionspotentials, schematisch. Ausgleichsströmchen sind durch Pfeile gekennzeichnet.

Diese Stelle ist aber noch unerregbar, so daß hier kein Aktionspotential auftreten kann. Die Nervenfaser leitet demnach in beiden Richtungen, was experimentell auch bestätigt wurde.

Häufig werden Aktionspotentiale nicht durch in die Faser eingestochene Kapillarelektroden registriert (intrazelluläre Ableitung), sondern durch zwei außen in einem gewissen Abstand an die Faser angelegte Elektroden *(extrazelluläre Ableitung)*. In der ruhenden Faser tritt dann keine Spannung zwischen den Elektroden auf.

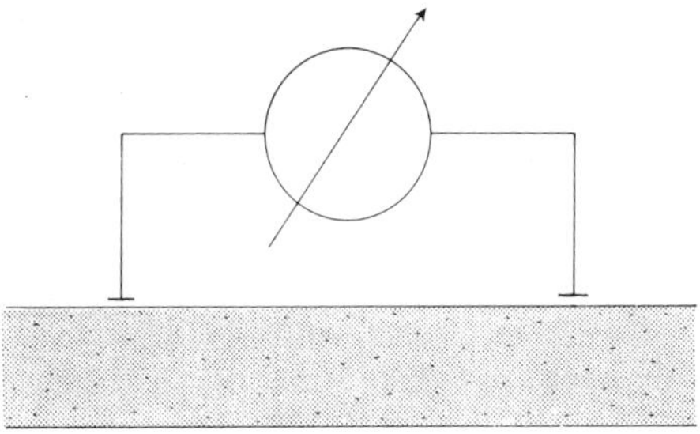

Bild 15: Extrazelluläre Ableitung, schematisch

Läuft ein Aktionspotential über die Faser, erreicht es zunächst eine Elektrode, die damit negativ wird, später die andere, die dann negativ wird. Die Registrierung des Aktionspotentials zeigt also einen Verlauf wie in Bild 16. Die Form des registrierten Aktionspotentials hängt also von den Ableitbedingungen ab. Da es bei der Ableitung von Aktionspotentialen häufig nur auf rasche Spannungsänderungen ankommt, können bei extrazellulärer Ableitung Wechselspannungsverstärker, in Verbindung mit Metallelektroden, verwendet werden. Das verringert den experimentellen Aufwand wesentlich. Die Höhe der extrazellulär abgeleiteten Aktionspotentiale wird kleiner, wenn der Widerstand zwischen Nervenfaser und Elektrode ansteigt (wenn die Nervenfaser z. B. nicht der Elektrode direkt anliegt, sondern durch andere Nervenfasern oder Gewebe davon getrennt ist) und wenn die Nervenfaser dünner ist (dadurch sinkt die für die Messung zur Verfügung stehende Ladungsmenge). Aus der Höhe eines extrazellulär abgeleiteten Aktionspotentials kann man also nicht auf die Höhe des Aktionspotentials selbst schließen. Vor allem in kleinen Nerven, wo der Abstand der einzelnen Axone von der Elektrode nicht allzu unterschiedlich ist, ergibt die Höhe der extrazellulär abgeleiteten Aktionspotentiale ein ungefähres Maß für die Dicke der einzelnen Axone.

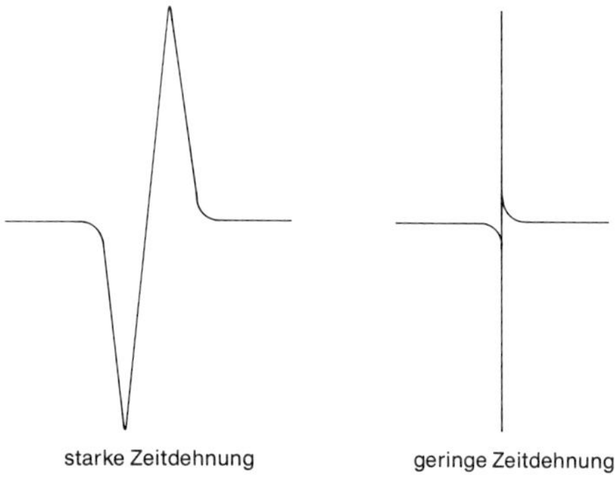

Bild 16: Bild eines Aktionspotentials auf dem Oszillographenschirm bei extrazellulärer Ableitung, schematisch

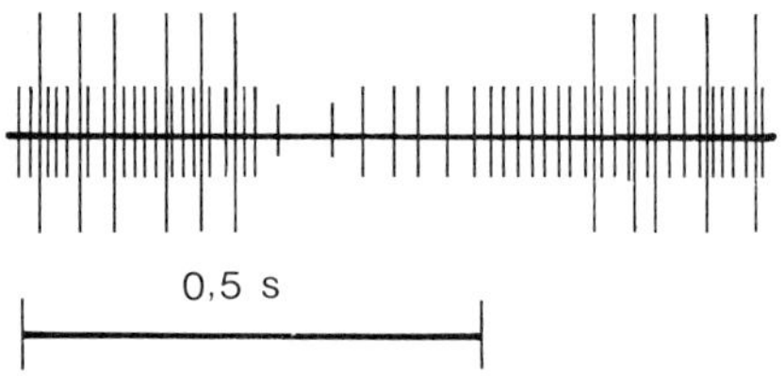

Bild 17: Oszillographische Aufzeichnung einer extrazellulären Ableitung von einem Beinnerv der Stabheuschrecke. Man erkennt an der unterschiedlichen Höhe die Aktionspotentiale von drei verschiedenen Nervenfasern. Tatsächlich enthält dieser Nerv drei motorische Axone unterschiedlichen Durchmessers.

3.3 Die Erregungsleitung im Axon mit Schwannscher Scheide

Nervenfasern, die von einer einfachen Schwannschen Zelle umhüllt sind, leiten die Erregung nach den gleichen Prinzipien wie die bisher besprochenen Riesenfasern der Tintenfische. Die Umhüllung mit einer Schwannschen Zelle bringt lediglich eine gewisse Erhöhung der Leitungsgeschwindigkeit. Im Unterschied zu den

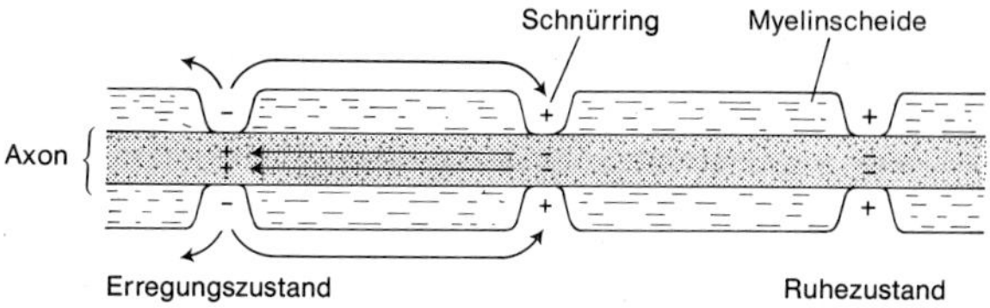

Bild 18: Sprunghafte (saltatorische) Erregungsleitung in einer Nervenfaser mit Schwannscher Scheide

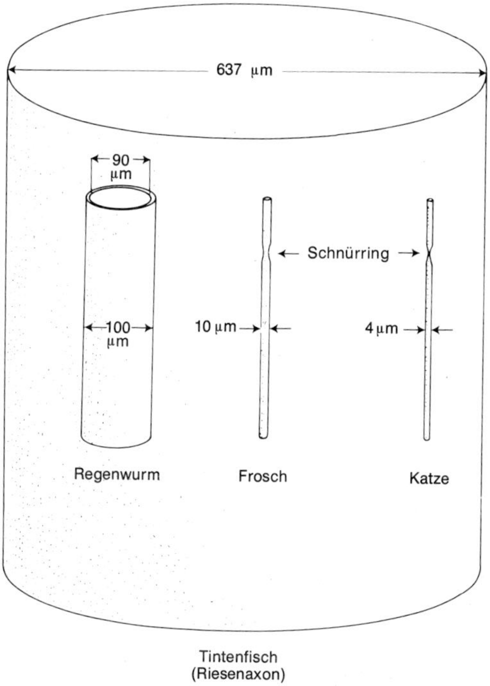

Bild 19: Maßstabsgerechte Wiedergabe von vier Nervenfasern mit gleicher Leitungsgeschwindigkeit (25 m/s bei 20 °C, bzw. bei der Katze bei 37 °C). Man erkennt die gewaltige Materialeinsparung, die bei gleichbleibender Leistung möglich wird durch Umhüllung mit einer Schwannschen Zelle (Regenwurm) beim Übergang zur saltatorischen Erregungsleitung (Frosch) und beim Übergang zur Warmblütigkeit (Katze).

bisher besprochenen Nervenfasern können im schnell leitenden Axon mit Schwannscher Scheide Ionen nur an den Ranvierschen Schnürringen zwischen Faser und Außenmedium ausgetauscht werden. Aktionspotentiale bilden sich also nur an diesen Stellen, und die Erregung wird durch Ausgleichsströmchen von Schnürring zu Schnürring weitergegeben (*saltatorische Nervenleitung* – Bild 18). Da bei dieser Art der Leitung der größte Teil des Weges durch rein elektrische Vorgänge zurückgelegt wird, pflanzt sich die Erregung mit hoher Geschwindigkeit fort. Es wurden Geschwindigkeiten von maximal 120 m je Sekunde gemessen.

Der elektrische Widerstand einer Nervenfaser steigt mit abnehmendem Durchmesser an. Bei einem Axon ohne Schwannsche Scheide ist deshalb die Zeit, die ein gerade ablaufendes Aktionspotential benötigt, die Nachbarschaft unter den Schwellenwert zu depolarisieren, bei dünnen Axonen größer als bei dicken. Deshalb leiten dicke Axone schneller als dünne. Die Verwendung von Axonen mit Schwannscher Scheide bedeutet also eine große Materialersparnis gegenüber der Verwendung von Axonen ohne Schwannsche Scheide.

Aufgaben

1. Warum kann man ein Ruhepotential nicht mit einem Wechselspannungsverstärker messen?

2. Was kann man mit einer Versuchsanordnung messen, bei der eine Metallelektrode einer Nervenfaser außen anliegt und eine zweite, bis zur Spitze isolierte Metallelektrode in die Faser eingestochen ist?

3. In dem Gefäß von Bild 10 sei links 1-molare NaCl-, rechts 1-molare KBr-Lösung eingefüllt. Welche Spannungen entstehen, wenn die Membran

a) für Na^+- und K^+-Ionen, nicht aber für Cl^-- und Br^--Ionen durchlässig ist?

b) für Na^+, K^+ und Cl^-, nicht aber für Br^- durchlässig ist?

4) Wieso kann man sagen, daß ein Kathodenstrahloszillograph den Spannungsverlauf in Abhängigkeit von der Zeit abbildet?

5. Definieren Sie: Ruhepotential, Aktionspotential, Saltatorische Nervenleitung, Depolarisierung.

6. Wie könnte man nachweisen, daß die Membran der ruhenden Nervenfaser für Na^+-Ionen weniger durchlässig ist als für K^+-Ionen?

7. Wie könnte man außer durch Vergiftung mit Cyanid-Ionen nachweisen, daß in der Nervenfasermembran ein aktiver Transportmechanismus für Na^+-Ionen existiert?

8. Ist es experimentell möglich, in einer vom Rückenmark zu einem Muskel ziehenden Nervenfaser ein Aktionspotential von der Peripherie ins Zentrum zu schicken? Wenn ja, was geschieht, wenn ein solches, entgegen der normalen Richtung laufendes Aktionspotential auf ein Aktionspotential trifft, das in der normalen Richtung vom Zentrum zur Peripherie läuft?

9. Warum ist die Leitungsgeschwindigkeit bei Nervenfasern ohne Schwannsche Scheide vom Durchmesser des Axons abhängig?

10. Kann man im Versuch von Bild 9 als Bezugselektrode im Außenmedium eine Stahl- oder Platinnadel verwenden?

11. Handelt es sich bei Bild 97 um eine extra- oder intrazelluläre Ableitung?

12. Wie ändert sich das Ruhepotential, wenn man einen Teil der Natriumionen des Außenmediums im Experiment durch Kaliumionen ersetzt?

13. Wie ändert sich die Reaktion der Nervenfaser beim Versuch von Bild 11, wenn die Reizspannung weiter erhöht wird?

14. Angenommen, die Nervenfasermembran wäre unmittelbar nach einem Aktionspotential sofort wieder erregbar. Hätte das Folgen für die Weiterleitung der Aktionspotentiale?

15. Einer Nervenfaser werden Cyanid-Ionen zugeführt (Blockierung der Natrium-Kaliumpumpe). Sie wird dann in kurzen Abständen mehrmals hintereinander gereizt. Wie unterscheiden sich die aufeinanderfolgenden Aktionspotentiale? Sind Veränderungen des Ruhepotentials zu beobachten?

16. Die Natrium-Kalium-Pumpe arbeitet nur dann effizient, wenn Natrium und Kalium gleichzeitig transportiert werden kann. Wie ändert sich der Natrium-Transport, wenn aus dem Außenmedium Kaliumionen vollständig entfernt werden?

17. An einem Nerv, der sowohl sensorische (von Sinnesorganen kommende) als auch motorische (zu Muskeln ziehende) Axone enthält, werden die Aktionspotentiale durch zwei außen angelegte Elektroden abgeleitet. Wieso kann man die Aktionspotentiale der motorischen und der sensorischen Axone an ihrer Form unterscheiden?

4. Grundbegriffe der Biologischen Kybernetik

Die biologische Kybernetik beschäftigt sich mit Prinzipien der Nachrichtenübertragung, Nachrichtenverarbeitung, Steuerung und Regelung in Lebewesen. Ihr Hauptanwendungsgebiet ist die Sinnes- und Nervenphysiologie, doch spielt sie auch auf anderen Gebieten (z. B. Steuerung von Stoffwechselprozessen) eine Rolle.

4.1 Nachricht – Codierung – Steuerung

Sinnesorgane informieren das Nervensystem über Zustände außerhalb und innerhalb des Körpers. Für eine solche Nachrichtenübertragung (Signal) benötigt man Zeichen. Die Buchstaben des Alphabets sind z. B. die Zeichen für eine schriftliche Nachrichtenübertragung. Das Nervensystem benützt als Zeichen Veränderungen des Membranpotentials. Die Information über die Umwelt wird im Sinnesorgan in die im Nervensystem gebräuchlichen Zeichen übertragen: die Nachricht wird verschlüsselt (codiert). Eine solche **Codierung** besteht in einer eindeutigen Zuordnung der beiden Zeichengruppen (für ein Sinnesorgan: Zeichen aus der Umwelt und Potentialveränderungen in Nervenzellen). Es herrscht also eine eindeutige Abhängigkeit der das Sinnesorgan verlassenden Signale (die *Ausgangsgröße* oder der Output des Sinnesorgans) von der Nachricht, die das Sinnesorgan von der Umwelt empfängt (der *Eingangsgröße* oder dem Input des Sinnesorgans).

Die Nachrichtenübertragung ist zwar an eine gewisse Energieübertragung geknüpft, kann aber unabhängig von dieser Energieübertragung betrachtet werden. Das sieht man schon daran, daß die Richtung von Energie- und Nachrichtenfluß umgekehrt sein kann. Wenn man z. B. einen kalten Gegenstand berührt, geht der Energiefluß von der Haut zum Gegenstand, der Informationsfluß aber vom Gegenstand zu den Kaltsinnesorganen in der Haut. Ein anderes Beispiel: Wenn man einen elektrischen Schalter betätigt, brennt die zugehörige Lampe. Die Energie, welche die Lampe ausstrahlt, stammt aber nicht aus der Handbewegung, die den Schalter bewegt hat, sondern aus dem Elektrizitätswerk. Der Engergiefluß geht also vom Elektrizitätswerk zur Lampe, der Informationsfluß von der Hand über den Schalter zur Lampe. Für einen solchen Informationsfluß muß zwar auch eine geringe Energie aufgewendet werden. Diese Energie erscheint aber nicht in der Energiebilanz der Lampe. Sie ist außerdem unabhängig von der von der Lampe verbrauchten Energie. Man bezeichnet einen solchen Vorgang als **Steuerung:** Die Hand steuert über den Schalter den Stromfluß zur Lampe.

4.2 Informationsmenge

Einer der entscheidenden Schritte für die Begründung der Kybernetik war die Einführung der Informationsmenge als quantitative Fassung des Begriffs Information. Die Umgangssprache versteht unter Information den Inhalt einer Nachricht, während die Kybernetik unter Information die Informationsmenge der Nachricht meint. Daß es bei einer Nachrichtenübertragung neben dem Inhalt der Nachricht ein Maß dafür gibt, »wieviel« Nachricht übertragen wird, zeigt sich bei der Abfassung eines Telegramms: Ein bestimmter Inhalt kann nur mit einer bestimmten Mindestanzahl von Wörtern ausgedrückt werden. Kürzt man das Telegramm unter diese Mindestanzahl ab, wird es unsinnig oder mehrdeutig. Man kann ein Telegramm jedoch entscheidend abkürzen, wenn man mit dem Empfänger vorher bestimmte Schlüsselwörter ausmacht. So könnte vorher verabredet worden sein, »ja« bedeutet: »Ich komme um 19^{46} mit dem Zug an, hole mich bitte ab«; »nein« dagegen bedeutet: »Ich komme im Laufe des Abends mit dem Wagen«. Dieser *Code* ist zwar wesentlich kürzer als der Klartext, läßt aber eine dritte Möglichkeit, z.B. »ich kann nicht kommen« nicht zu. Ein quantitatives Maß für die Menge der übertragenen Nachricht, die Informationsmenge, kann also nicht in der absoluten Länge der Nachricht zu suchen sein. Ein sinnvolles Maß ist vielmehr die Zahl der möglichen Nachrichten, die mit einer vorgegebenen Nachrichtenlänge übertragen werden kann. So lassen sich mit einem Telegramm, das aus nur einem Buchstaben besteht, 26 verschiedene Nachrichten übertragen, weil das deutsche Alphabet 26 verschiedene Buchstaben kennt.

Eine arabische Ziffer bietet 10, das Begriffspaar »ja–nein« nur zwei Möglichkeiten. Eine Nachricht, die aus zwei Zeichen besteht, erlaubt bei Verwendung des deutschen Alphabets 26^2, bei Verwendung arabischer Ziffern 10^2, bei Verwendung des Begriffspaars »ja–nein« 2^2 Möglichkeiten. Die Informationsmenge läßt sich also nicht durch die Zahl der verwendeten Zeichen ausdrükken, sondern nur durch die Zahl der Variationsmöglichkeiten. Um nicht zu große Zahlen zu erhalten, nimmt man als Maß für die Informationsmenge die Anzahl von binären Zeichen (Zeichen, die nur in zwei Formen auftreten wie entweder »ja oder nein«, »ein oder aus«, »0 oder 1«, »plus oder minus«), die die gleiche Zahl von Möglichkeiten erlaubt wie die Nachricht, deren Informationsmenge man bestimmen möchte. Die Informationsmenge, die von einem binären Zeichen übertragen wird, bezeichnet man als 1 bit. 1 bit entspricht also 2 Variationsmöglichkeiten, 2 bit entsprechen vier, 3 bit entsprechen 8 Möglichkeiten (n bit = 2^n Möglichkeiten). Die Informationsmenge, die von einem Buchstaben übertragen werden kann (26 Möglichkeiten), liegt demnach zwischen 4 und 5 bit ($2^4 = 16$, $2^5 = 32$). Eine Folge von 3 Buchstaben hat $z = 26^3$ Möglichkeiten. Dies entspricht einer Informationsmenge von etwa 14 bit.

In der deutschen Sprache gibt es nur eine beschränkte Anzahl von Wörtern mit drei Buchstaben, die meisten Buchstaben-Kombinationen geben keinen Sinn. Damit hat ein Telegramm in deutscher Sprache mit drei Buchstaben wesentlich weniger Variationsmöglichkeiten. Der Informationsgehalt eines deutschen Wortes aus drei Buchstaben ist also in Wirklichkeit wesentlich geringer als 14 bit. Wenn in einer Nachricht eine geringere Informationsmenge weitergegeben wird, als theoretisch möglich wäre, bezeichnet man dies als **Redundanz.** Sprache ist also eine redundante Art der Informationsweitergabe. Eine Nachricht, die Redundanz enthält, vergrößert die Nachrichtenlänge. Dieser Nachteil wird aber durch den Vorteil der wesentlich sichereren Nachrichtenübertragung aufgehoben. Diesen Vorteil erkennt man sofort, wenn die Nachrichtenübertragung gestört wird. Es werde z.B. das Wort »Rad« übertragen. Wegen einer fehlerhaften Übertragung wird ein Buchstabe durch einen beliebigen anderen ersetzt. Dabei entstehen nur selten sinnvolle deutsche Wörter wie »Rat« oder »Bad«. Fehler fallen deshalb im allgemeinen auf. In längeren Wörtern oder Texten läßt sich sogar das ursprüngliche Wort trotz fehlerhafter Übertragung eindeutig erkennen.

4.3. Regelung

In Organismen gibt es viele Größen, die auf einem konstanten Wert gehalten werden müssen, wie z.B. Körpertemperatur, Körperhaltung, Blutdruck. Einer solchen Leistung liegt im allgemeinen ein informationsverarbeitendes System zugrunde, das man als Regelkreis bezeichnet. Der **Aufbau eines Regelkreises** sei anhand des Beispiels »Regelung des Blutdruckes« besprochen. Zunächst die physiologischen Tatsachen. In der Wand der Aorta und der Kopfschlagader sitzen druckempfindliche Sinneskörperchen, die

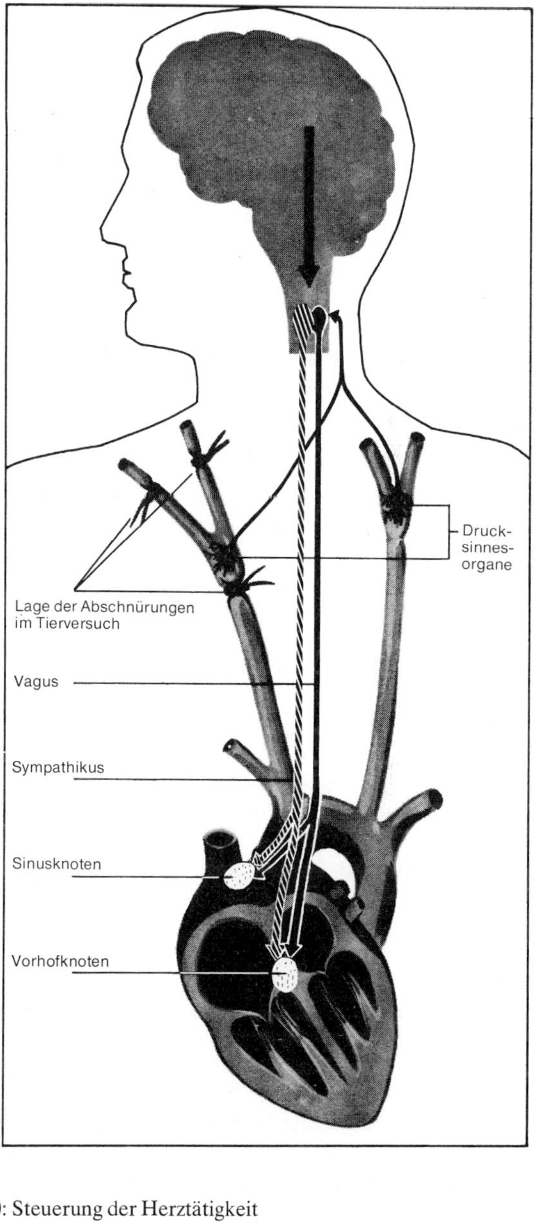

Bild 20: Steuerung der Herztätigkeit

den Innendruck der Gefäße an das Gehirn melden. Bei einem Versuchstier kann man denjenigen Teil der Kopfschlagader abschnüren, der die Drucksinneskörperchen enthält. Man führt dann in den abgeschnürten Teil eine Kanüle ein. Durch Einpressen von physiologischer Salzlösung in den abgeschnürten Teil kann jetzt dessen Innendruck beliebig verändert werden, ohne daß sich diese Druckänderungen direkt auf den Blutdruck des restlichen Kreislaufs auswirken können. Während der Druckänderung im abgeschnürten Teil registriert man den Blutdruck im übrigen Kreislaufsystem. Sobald der Druck im abgeschnürten Teil steigt, fällt der arterielle Blutdruck im übrigen Kreislaufsystem (Bild 21). Im intakten Tier

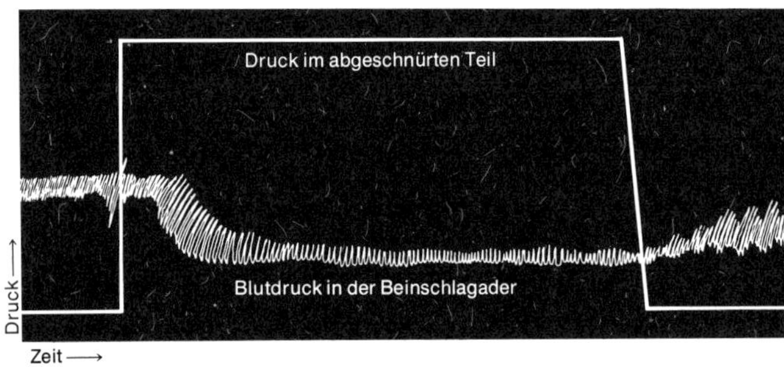

Bild 21: Versuche am Hund in Narkose. Gleichzeitige Registrierung vom künstlichen Innendruck im abgeschnürten Arterienteil und dem Blutdruck in der Beinschlagader (vgl. Text).

messen die Drucksinneskörperchen nicht den Druck eines abgeschnürten Teilstücks, sondern den Druck des ganzen Kreislaufsystems. Eine Druckerhöhung über einen bestimmten Sollwert hinaus führt also hier zu einer Absenkung des Blutdruckes zurück auf den Sollwert. Umgekehrt löst jede Erniedrigung des Blutdruckes unter den Sollwert eine nachfolgende Erhöhung des Blutdruckes zurück zum Sollwert aus. Der Blutdruck wirkt also über die Drucksinneskörperchen, das Nervensystem und schließlich die Stärke des Herzschlages und die Spannung der Arterien auf sich selbst zurück. Deshalb spricht man hier auch von Rückkoppelung. Dabei handelt es sich um eine *negative Rückkoppelung,* weil eine Abweichung vom gewünschten Wert immer die umgekehrte Wirkung erzielt.

Der geschilderte Vorgang zu Konstanthaltung des Blutdruckes gleicht der Arbeitsweise eines technischen *Regelkreises,* so daß wir ihn auch mit den Begriffen der Regeltechnik beschreiben können. Der Blutdruck (konstant zu haltende Größe = *Regelgröße)* wird durch Sinnesorgane *(Fühler)* gemessen. Diese melden seine tatsächliche Höhe, den *Istwert,* über Nervenbahnen an ein Zentrum *(Regler)* im Zentralnervensystem. Dort wird der Istwert mit einem von höheren Zentren gesetzten Wert, dem *Sollwert,* verglichen. Weichen Istwert und Sollwert voneinander ab, beeinflußt der Regler über Nervenbahnen das Herz und die Gefäße derart, daß sich der Istwert dem Sollwert nähert. Formal wird also im Regler der

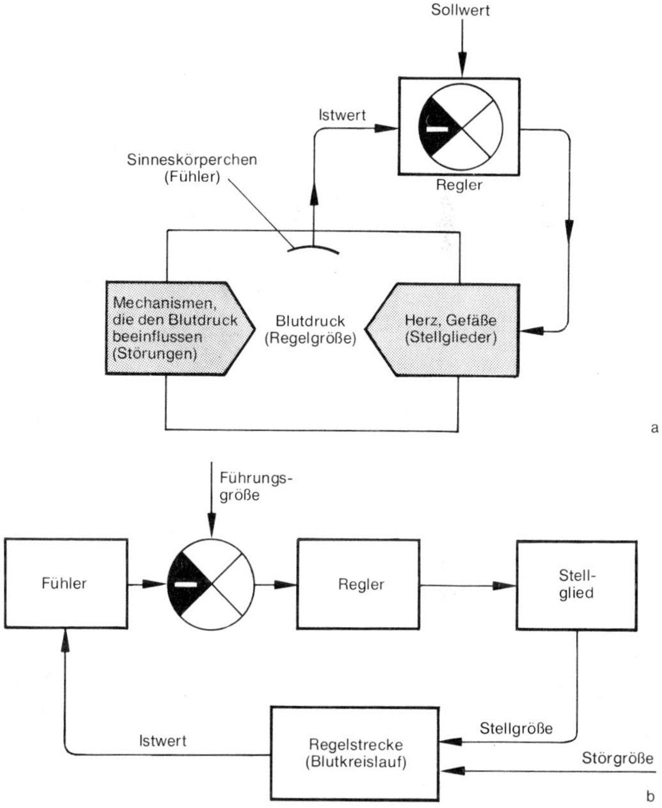

Bild 22: Blutdruck-Regelkreis. a) Schema nach Hassenstein. b) Schema der quantitativen Kybernetik. In dieser Darstellung symbolisiert ein Pfeil den Wert einer bestimmten Meßgröße, die bei der Übertragung keine Veränderung erfährt. Ein Kästchen bedeutet, daß hier eine Verrechnung stattfindet. Die Trennung in Meßgrößen und Verrechnungsstellen ist im Schema a zu Gunsten einer größeren Anschaulichkeit nicht so konsequent durchgeführt.

Istwert vom Sollwert abgezogen. In Bild 22a ist diese Tatsache durch den in vier Teile aufgeteilten Kreis im Innern des Reglers dargestellt: Die Ausfüllung des linken Abschnitts symbolisiert eine negative Auswirkung, das Hellbleiben des oberen Abschnitts eine positive Auswirkung des jeweiligen Eingangs. Es tritt also die geforderte Vorzeichenumkehr ein. Jede Abweichung der Regelgröße vom Sollwert löst automatisch Rückwirkungen aus, die der auslösenden Ursache für die Abweichung entgegengesetzt sind (negative Rückkoppelung oder Regelung). Wird z.B. die Regelgröße Blutdruck durch bestimmte Einflüsse (*Störgröße*) über ihren Sollwert erhöht, so gibt das regelnde Zentrum Signale an die *Stellglieder* (Herz, Gefäße), die den Abfall des Blutdrucks (z.B. durch Erweiterung der Gefäße) auf den Sollwert bewirken. Dieses ganze System zur Regelung eines einzuhaltenden Zustandes nennt man Regelkreis. In einem solchen System fließt Information ausschließlich in einer Richtung im Kreis herum. Ein Regelkreis kann zeichnerisch sehr unterschiedlich dargestellt werden. Bild 22 zeigt eine Darstellungsweise, die weniger abstrakt ist und die auch in den folgenden Kapiteln verwendet wird, neben der sehr abstrakten, in der quantitativen Kybernetik benützten Form.

Einige **allgemeine Eigenschaften von Regelkreisen** seien im folgenden abgeleitet: Die Informationsübertragung im Regelkreis von einem Glied zum anderen braucht Zeit. Eine plötzlich auftretende Störung wird also nicht sofort, sondern erst eine gewisse Zeit später beantwortet. Man bezeichnet die Zeit zwischen dem Beginn einer Änderung der Regelgröße und dem Beginn der Wirkung der Stellgröße als *Totzeit.* Totzeiten biologischer Regelsysteme betragen im allgemeinen nur Bruchteile von Sekunden.

Ein Regelkreis hat nicht nur die Eigenschaft, eine bestimmte Größe äußeren Einflüssen gegenüber konstant zu halten, sondern kann unter bestimmten Bedingungen ins Schwingen geraten. Diese Tatsache wird sofort deutlich, wenn man versucht, ein Fahrzeug zu steuern. Die Steuerung eines Fahrzeuges ist ein Regelungsproblem. Das Auge des Lenkers (Fühler) registriert die Fahrtrichtung (Istwert). Weicht die Fahrtrichtung von der Richtung auf das Ziel (Sollwert) ab, so betätigt der Lenker das Steuerrad. Dadurch wird über den Steuermechanismus des betreffenden Fahrzeugs (Stellglied) die Abweichung korrigiert. Wird bei einer nur geringfügigen Abweichung eines Autos von der gewünschten Richtung das Lenkrad übermäßig gedreht, fährt das Auto Schlangenlinien. Regeltechnisch ausgedrückt: wird eine geringfügige Regelabweichung (= Differenz von Sollwert und Istwert) mit einer zu starken Korrektur beantwortet, kommt der Regelkreis ins Schwingen.

Das gleiche Phänomen tritt auf, wenn die Totzeit sehr lang ist. So ist z. B. bei den meisten Schiffen die Zeit zwischen dem Drehen des Steuerrads und dem Ansprechen des Schiffs auf die Ruderbewegung lang. Dreht man das Steuerrad erst dann zurück, wenn sich das Schiff in die neue Richtung bewegt, fährt das Schiff einen Zickzack-Kurs. Der erfahrene Steuermann dreht deshalb das Steuerrad schon vorher zurück. Sein Verhalten entspricht in dieser Hinsicht nicht dem Vorgang in einem Regelkreis. *Ein Regelkreis gerät also ins Schwingen, wenn die Totzeit lang und/oder die Korrektur sehr groß ist.* Der Istwert schwingt dann von einem Extremwert zum andern. Biologische Regelkreise sind allerdings meistens so aufgebaut, daß Schwankungen der Regelgröße nur in geringem Umfang oder überhaupt nicht zu beobachten sind. Bei starker Alkoholeinwirkung kann jedoch die Totzeit verlängert und das Ausmaß der Korrektur verstärkt sein. Deshalb treten bei Betrunkenen in dem Regelkreis, der die aufrechte Körperhaltung stabilisiert, oft deutliche Schwankungen der Regelgröße auf: sie gehen in Schlangenlinien.

Bild 23 zeigt die oben anschaulich abgeleiteten Verhältnisse anhand von Berechnungen eines Regelkreises. Eine Störung erzwinge zur Zeit t = 0 eine Regelabweichung von −1. Wie ändert sich nun die Regelgröße bei verschiedenen Totzeiten und Korrekturstärken? In Bild 23 ist jeweils der Zeitverlauf der Regelgröße für verschiedene Bedingungen eingezeichnet. Im Fall -a- beträgt die Totzeit 1 sec. Die Korrektur ist so stark, daß sie in 1 sec eine Abweichung von −1 korrigiert: man sieht, daß der Regelkreis gedämpfte Schwingungen um die Null-Lage ausführt. Im Fall -b- wird bei einer Totzeit von 1 sec in 1 sec 0.37 der Regelabweichung kompensiert. Hier treten keine Schwingungen auf. Im Fall -c- wird in 1 sec das Doppelte der Abweichung korrigiert (Totzeit 1 sec): Man beobachtet sich aufschaukelnde Schwingungen. Im Fall -d- schließlich wird wie im Fall -a- in 1 sec eine Abweichung von −1 kompensiert, die Totzeit beträgt aber 2 sec. Auch hier beobachtet man eine sich aufschaukelnde Schwingung.

Ein Regelkreis ist in der Lage, eine bestimmte Größe konstant zu halten. Unter bestimmten Bedingungen kann er ins Schwingen geraten. Diese Eigenschaften besitzt nur der vollständige Regelkreis. Keines der am Regelkreis beteiligten Elemente kann für sich allein eine bestimmte Größe konstant halten oder ins Schwingen geraten.

In technischen wie biologischen Regelkreisen findet man verschiedene Typen von Reglern. Die wichtigsten sind der P- und der I-Regler. Beim *P-Regler* (Abkürzung für Proportionalregler) ist die Stellgröße eine Funktion der Regelabweichung, d.h. der Differenz aus Sollwert und Istwert. Im einfachsten Fall ist die Stellgröße proportional zur Regelabweichung. Die Stellgröße ist Null, wenn Istwert und Sollwert gleich sind. Ein Regelkreis mit P-Regler verhält sich also in diesem Fall wie eine Feder. Bei ihr ist die Rückstellkraft ebenfalls eine Funktion der Auslenkung aus der Null-Lage. Läßt man auf eine Feder eine konstante Kraft einwirken, wird die Feder so lange weiter aus ihrer Null-Lage ausgelenkt, bis die Federrückstellkraft gerade die von außen einwirkende Kraft aufhebt. Genauso verhalten sich alle Regelkreise mit P-Regler,

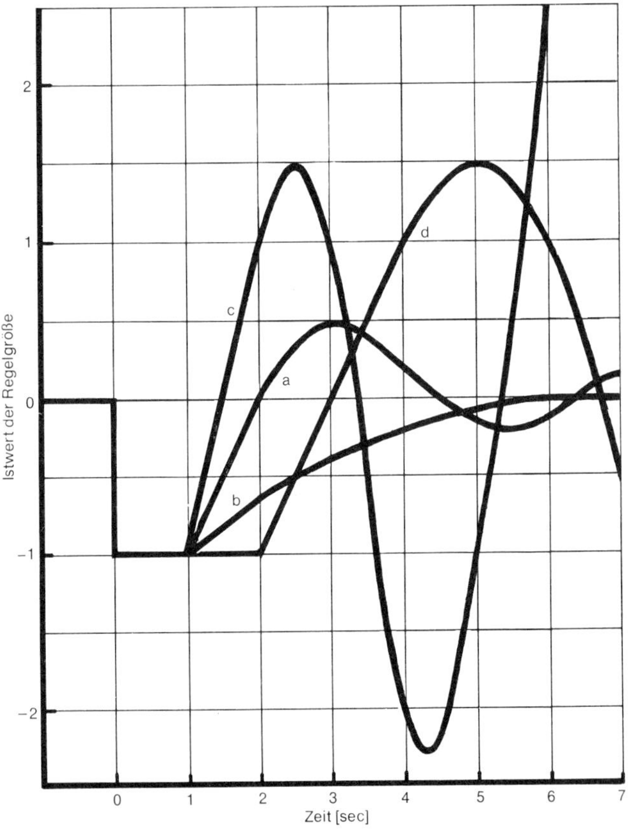

Bild 23: Verhalten von Regelkreisen mit verschiedenen Verstärkungen und Totzeiten während des Einwirkens einer Störung. Einzelheiten im Text

weil bei ihnen eine korrigierende Stellgröße nur dann auftritt, wenn Istwert und Sollwert verschieden sind. Regelkreise mit P-Regler können also eine konstante Störung nicht voll kompensieren. Diese Tatsache ist eine Systemeigenschaft dieser Regelkreise.

Beim *I-Regler* (Abkürzung für Integralregler) ist die Änderungsgeschwindigkeit der Stellgröße eine Funktion der Regelabweichung. Bei konstanter Regelabweichung steigt also die Stellgröße mit konstanter Geschwindigkeit an. Der Regler bildet also das Integral der Regelabweichung über der Zeit. Je größer die Regelabweichung, desto schneller steigt die Stellgröße an. Wirkt auf einen solchen Regelkreis eine konstante Störung ein, wird die Stellgröße so lange ansteigen, bis der Istwert gleich dem Sollwert ist. Dann ändert sich die Stellgröße nicht mehr. Sie ist dann genau so groß wie die Störung. Regelkreise mit I-Regler haben also die Eigenschaft, eine Störung voll abregeln zu können. In den meisten biologischen Regelkreisen finden sich jedoch P-Regler. Der Grund dafür liegt vielleicht in der Tatsache, daß Regelkreise mit P-Regler leichter miteinander zu verknüpfen sind.

4.4 Systemeigenschaften

Die Besprechung des Regelkreises hat gezeigt, daß *durch eine bestimmte Verknüpfung mehrerer Elemente zu einem System Eigenschaften auftreten können, welche die einzelnen Elemente des Systems nicht besitzen.* Diese Tatsache sei auch an einem Beispiel aus der Physik belegt: Man verbindet einen Kondensator und eine Spule wie in Bild 24. Nach Aufladen des Kondensators beobachtet man im Meßgerät allmählich abklingende periodische Spannungsschwankungen (gedämpfte Schwingungen). Man bezeichnet deshalb ein solches System aus Kondensator und Spule als Schwingkreis. Die Eigenschaft, schwingen zu können, besitzen für sich weder Kondensator noch Spule, sondern nur das gesamte System.

Die Tatsache, daß Systeme Eigenschaften besitzen können, die keines der Elemente des Systems hat, ist lange Zeit in der Biologie

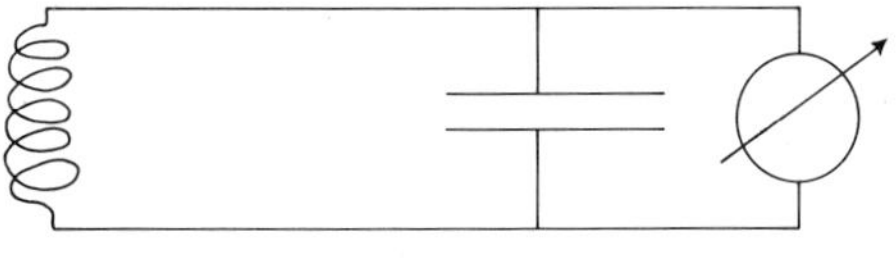

Bild 24: Schwingkreis aus Kondensator und Spule. Mit dem Meßgerät wird die jeweilige Spannung gemessen.

übersehen worden. Das hat unter anderem zu dem Streit zwischen Mechanisten und Vitalisten geführt. Der Vitalismus hat angeführt, daß Lebewesen Eigenschaften wie Fortpflanzung, Wachstum, Stoffwechsel besitzen. Es gibt aber keine Moleküle, die alle diese Eigenschaften haben. Die Vitalisten schlossen daraus, daß man diese Eigenschaften, deren Summe das Phänomen »Leben« ausmacht, nicht durch physikalisch-chemische Gesetzmäßigkeit erklären könne. Daß solche Eigenschaften einfach Systemeigenschaften des komplizierten und auch heute noch nicht voll verstandenen Systems »Organismus« sein könnten, hat man dabei übersehen.

Um Eigenschaften komplizierterer Systeme zu erforschen, bedient man sich in der Kybernetik im allgemeinen der Nachbildung (Simulierung) des Systems mit Hilfe eines Computers. Man programmiert also einen Computer so, daß er die gleiche Abhängigkeit der Ausgangsgröße von der Eingangsgröße zeigt wie das reale System. Man testet dann dieses nachgebildete System unter verschiedenen Bedingungen und registriert jeweils das Verhalten des Gesamtsystems. Beispiele dafür sind in den folgenden Kapiteln aufgeführt.

4.5 Kybernetik als Forschungsmethode in der Biologie

Die technische Kybernetik befaßt sich mit der Konstruktion von Systemen. Die Aufgabenstellung in der Biologie liegt gerade umgekehrt: das fertige System liegt schon vor und wir wollen wissen, wie es aufgebaut ist. Hier gibt es grundsätzlich zwei Lösungswege:

1. Man versucht mit physiologischer Methodik die Beziehungen zwischen den einzelnen Elementen des Systems aufzuklären. Das ist in dem Beispiel der Regelung des Blutdruckes geschehen. Die Aufgabe der Kybernetik besteht dann darin, das System auf Grund der gemessenen Daten zu simulieren und so seine Systemeigenschaften zu erforschen. Verhält sich das simulierte System nicht wie das wirkliche, dann sind entweder die Daten nicht richtig erfaßt worden oder es sind wichtige Verknüpfungen übersehen worden oder die Glieder des biologischen Systems haben auch noch andere, bisher unbekannt gebliebene Eigenschaften.

2. Man kennt nur das Verhalten des Gesamtsystems, weiß aber nicht, wie das System aufgebaut ist. Das System ist eine »*black box*«. Mit kybernetischen Methoden wird nun versucht, Systeme zu konstruieren, die sich genauso verhalten wie das natürliche System. Man kann dann solche Modellsysteme anderen Bedingungen unterwerfen und ihre Reaktion feststellen. Dann bringt man das

natürliche System im Experiment unter die gleichen Bedingungen. Verhält es sich wie das Modellsystem, besteht offensichtlich Übereinstimmung zwischen dem natürlichen System und dem künstlichen Modell, mindestens was den prinzipiellen Aufbau anlangt. Verhält sich das natürliche System im Experiment aber anders, muß man ein anderes Modellsystem entwerfen. Für die wissenschaftliche Praxis sind nur solche kybernetische Modelle wertvoll, die zu experimentell nachprüfbaren Konsequenzen führen. Eine reine Beschreibung physiologischer Tatbestände mit Fachausdrücken der Regeltechnik oder der Informationstheorie bringt noch keinen wissenschaftlichen Fortschritt.

Wenn sich ein Modell in allen Fällen wie das reale System verhält, kann man noch nicht mit Sicherheit sagen, daß das natürliche System genauso aufgebaut ist. Das natürliche System ist auf jeden Fall aus Zellen, das künstliche aus elektronischen Computerbausteinen aufgebaut. Die Übereinstimmung ist also nur formaler Art, d. h. die mathematisch formulierbaren gegenseitigen Abhängigkeiten stimmen in beiden Fällen überein. Anders ausgedrückt: Gleichgültig, wie kompliziert das natürliche System aufgebaut ist, es muß sich mathematisch auf das Modellsystem vereinfachen lassen.

Obwohl kybernetische Aussagen »als-ob«-Aussagen sind (das biologische System verhält sich so, als ob es wie das technische System gebaut wäre), sind kybernetische Methoden für die Einordnung der Detailergebnisse der Elektrophysiologie, für die Suche nach Ansatzpunkten weiterer Forschung, vor allem aber für das Verständnis von Systemeigenschaften unentbehrlich. Die große Bedeutung kybernetischer Denkmethoden zeigt sich in den folgenden Kapiteln bei der Darstellung der einzelnen Teilgebiete der Neurophysiologie.

Aufgaben

1. Welche Informationsmenge kann von einer Folge von fünf Buchstaben übertragen werden?

2. Warum werden in einem Telegramm alle Zahlenangaben doppelt durchgegeben, sprachlicher Text aber nur einmal?

3. Wie verläuft der Informationsfluß und wie der Energiefluß vom Auftreffen eines Reizes auf die Sinneszelle bis zum Erscheinen des Aktionspotentials im Axon der Sinneszelle?

4. Warum setzt in Bild 23 die Korrektur erst im Zeitpunkt $t = 1$ bzw. $t = 2$ ein?

5. Nennen Sie Steuerungsphänomene in Organismen.
6. Definieren Sie: Steuerung, Regelung, P-Regler, I-Regler, Totzeit!
7. Warum kann ein Regelkreis mit I-Regler eine konstante Störung voll abregeln, ein Regelkreis mit P-Regler aber nicht?
8. Wo wird man in der Technik den I-Regler dem P-Regler vorziehen?
9. Warum sind negative Rückkoppelung und Regelung synonyme Begriffe?
10. Wann gerät ein Regelkreis ins Schwingen?
11. Ist für das Beispiel in Bild 23 ein P- oder ein I-Regler angenommen?

5. Erregungsbildung

5.1 Erregungsbildung in der Sinneszelle

Um dem Nervensystem Informationen über die Umwelt zuzuführen, gibt es besondere Zellen, die sogenannten Sinneszellen. Sie sind in der Lage, Reize in Nervenerregung umzuwandeln. Sinneszellen bezeichnet man oft auch als Rezeptoren. Der Begriff Rezeptor wird aber nicht immer einheitlich verwendet. Manchmal werden ganze Sinnesorgane, manchmal aber auch nur einzelne Moleküle in der Zellwand als Rezeptoren bezeichnet.

Eine Sinneszelle spricht ausschließlich auf eine ganz bestimmte, »adäquate« Reizart an. Wenn Sinneszellen durch andere Reizarten überhaupt reizbar sind, dann bedarf es sehr viel gröberer Reize (z. B. eines Schlages auf das Auge, der dann eine Lichtempfindung auslöst). Für jede Reizart gibt es also einen bestimmten, spezifischen Sinneszellentyp. So kann man z. B. Photo-, Mechano-, Chemo- und Thermorezeptoren unterscheiden.

Dem Bau nach unterscheidet man *primäre* und *sekundäre Sinneszellen* sowie *Sinnesnervenzellen* (Bild 25). Sekundäre Sinneszellen kommen nur bei Wirbeltieren vor.

Die Sinneszellen übersetzen Reize in Nervenerregung, d. h. in Aktionspotentiale gleicher Höhe und Dauer, die längs der Nervenfaser weiterlaufen. Die Amplituden der weitergeleiteten Potentiale sind unabhängig von der Stärke des auslösenden Reizes (Alles-oder-Nichts-Gesetz). Zwar können verschiedene Nervenfasern unterschiedlich hohe Aktionspotentiale aufweisen, in derselben Faser haben sie jedoch stets die gleiche Höhe. Eine Information über die Reizintensität kann deshalb nicht in der Amplitude der Aktionspotentiale verschlüsselt sein. Dafür kommt nur deren Frequenz, d. h. die Zahl der Aktionspotentiale pro Zeiteinheit in Frage.

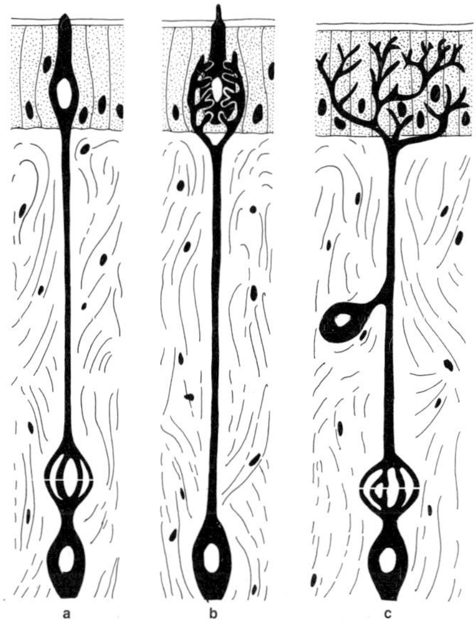

Bild 25: a) primäre Sinneszelle. Sie nimmt den Reiz auf und leitet auch die Erregung weiter. b) sekundäre Sinneszelle. Die Erregung wird durch eine besondere Nervenzelle abgeleitet. c) Sinnesnervenzelle. Die Sinneszelle sitzt in der Tiefe und schickt Dendriten zur Aufnahme des Reizes an die Oberfläche.

Wie entstehen Aktionspotentiale in der Sinneszelle? Dieser Frage sei zunächst an einer primären Sinneszelle nachgegangen. Man sticht dazu wie in Bild 9 in eine unerregte Sinneszelle eine unpolarisierbare Kapillar-Elektrode ein. Eine zweite unpolarisierbare Elektrode liegt im Gewebe, das die Sinneszelle umgibt. Die Elektroden sind mit einem Gleichspannungsverstärker und einem Oszillographen verbunden. Mit der Versuchsanordnung mißt man im Zellkörper und im Axon ein konstantes Ruhepotential.

Wird die Sinneszelle mit einem adäquaten Reiz gereizt, sinkt das Membranpotential der Sinneszelle ab. Man bezeichnet die Differenz zwischen Ruhepotential und Membranpotential nach Reizung als *Rezeptorpotential* (manchmal auch als Generatorpotential). Oft ist das Rezeptorpotential in einem großen Teil des Ansprechbereichs proportional zum Logarithmus der Reizintensität. Es gibt aber auch Fälle, in denen es nahezu proportional zur Reizintensität ist. Je größer also der Reiz, desto stärker sinkt das Membranpotential der Sinneszelle.

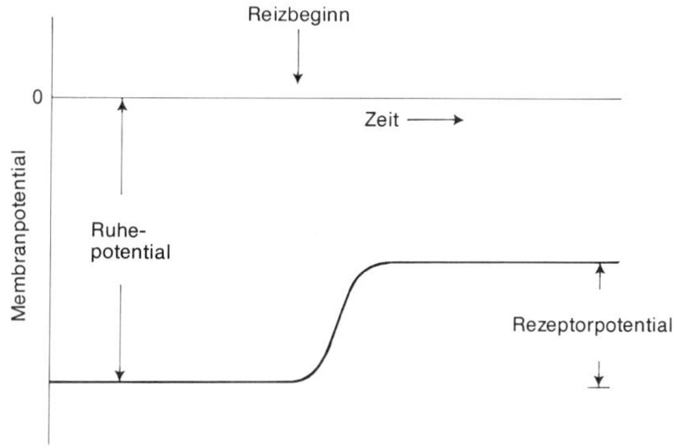

Bild 26: Zur Definiton des Rezeptorpotentials

Auch bei großem Rezeptorpotential entsteht im Zellkörper der Sinneszelle zunächst kein Aktionspotential. Aktionspotentiale können erst im Axon entstehen. Deshalb muß sich das Rezeptorpotential von der gereizten Stelle her über den Zellkörper hin zum Beginn des Axons durch eine Art Ausgleichsströmchen ausbreiten. Kann es dort das Ruhepotential um einen ausreichenden Betrag erniedrigen, entsteht ein Aktionspotential, das über das Axon wandert. Die Frequenz der weitergeleiteten Aktionspotentiale ist ungefähr proportional zum Rezeptorpotential. Damit ist sie meistens proportional zum Logarithmus der Reizintensität. Die Stärke eines Reizes wird also durch die Frequenz der Aktionspotentiale angegeben (*codiert*).

Die Frequenz der Aktionspotentiale ist bei den meisten Sinneszellen nicht nur eine Funktion der Reizintensität, sondern auch der Zeit. Bei gleichbleibender Reizintensität ist zu Beginn eines Reizes die Impulsfrequenz hoch. Sie fällt dann im Verlauf einiger Sekunden oder Minuten auf einen niedrigeren, jetzt konstant bleibenden

Wert ab. (Das Rezeptorpotential ändert sich entsprechend, es ist ja die Ursache der Aktionspotentiale.) Den logarithmischen Zusammenhang zwischen Reizintensität und Impulsfrequenz erhält man also nur, wenn man die Impulsfrequenz immer im gleichen Zeitabstand nach dem Reizbeginn zählt. Nicht alle Sinneszellen zeigen die gleiche Abhängigkeit der Impulsfrequenz von der Zeit. Man kann drei verschiedene Typen unterscheiden: Sinneszellen, die sich wie die eben geschilderten verhalten, bezeichnet man als *phasisch-tonisch.* Zu diesem Typ gehören die meisten Sinneszellen. Bei anderen fällt die Impulsfrequenz bei gleichbleibender Reizung schließlich auf Null ab (*phasische* Sinneszellen). Einige wenige Sinneszellen (z. B. solche in Statozysten) ändern bei Dauerreizung ihre Impulsfrequenz fast gar nicht *(tonische* Sinneszellen).

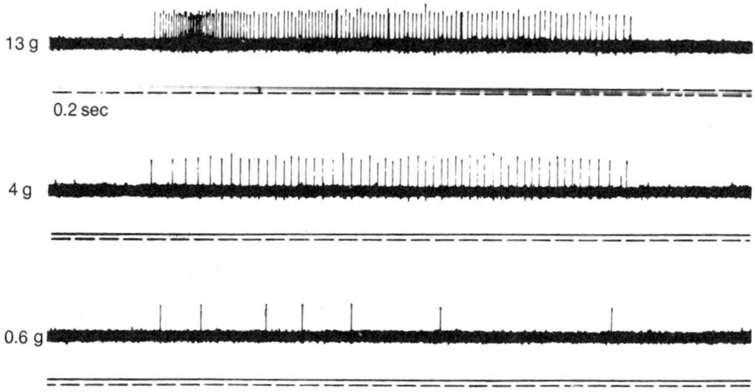

Bild 27: Aktionspotentiale, abgeleitet von einer Nervenfaser einer auf Druck reagierenden Sinneszelle der menschlichen Haut. Je höher der Druck, desto höher ist die Frequenz der Aktionspotentiale.

Manche Sinneszellen müssen nicht nur die Stärke eines Reizes, sondern auch seine Richtung aufnehmen. Z. B. müssen die Sinneszellen der Bogengänge nicht nur den Grad der Abbiegung der Sinneshaare, sondern auch die Richtung der Abbiegung feststellen und weitermelden können. Solche Sinneszellen zeigen in unerregtem Zustand meist eine sogenannte *Spontanaktivität,* d. h. sie senden, ohne gereizt zu werden, Aktionspotentiale mit einer ganz bestimmten Frequenz aus. Werden sie in der einen Richtung gereizt, erhöht sich die Impulsfrequenz. Reizung in der anderen Richtung erniedrigt die Impulsfrequenz.

Nur die Frequenz, d. h. der Abstand zweier Aktionspotentiale, hat einen Informationsgehalt, nicht aber deren Höhe. Die Informationsübertragung ist also redundant, da nicht die volle Übertragungskapazität ausgenützt wird. Diese Tatsache hat eine biologische Bedeutung. Nehmen wir an, die Höhe des Aktionspotentials einer Nervenfaser sei veränderlich und der Fehler bei der Übertragung der Höhe eines Aktionspotentials betrage von Schnürring zu Schnürring 1 %. Dann könnte bei einer Leitung über 800 Schnürringe hinweg (was etwa 80 cm Länge entspricht) die Höhe des Aktionspotentials am Ende dieses Leitungswegs zwischen dem 3000sten Teil und dem 3000fachen Wert des ursprünglichen Ak-

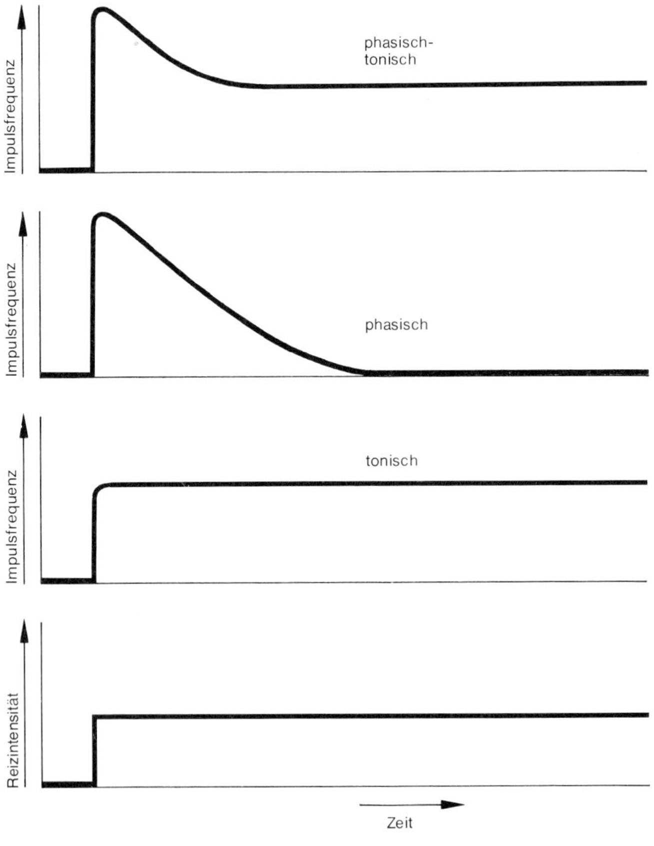

Bild 28: Das Verhalten verschiedener Sinneszellentypen auf einen konstanten Reiz (Erklärung im Text)

tionspotentials schwanken ($1{,}01^{800}$ ist etwa 3000). Es könnten also große Übertragungsfehler vorkommen. Kommt jedoch ein Aktionspotential zu früh an, ändert sich dadurch die mittlere Frequenz der Aktionspotentiale nicht. Der Übertragungsfehler ist also hier wesentlich geringer. Auch hier dient also Redundanz der Sicherung der Informationsübertragung. Eine weitere Redundanz kommt von der Tatsache, daß die von einer Sinneszelle ausgehende Information oft über mehrere nachgeschaltete Nervenzellen zum Gehirn geleitet wird (s. z. B. Bild 45).

Alle Reize führen völlig unabhängig davon, ob es sich um Licht-, Ton-, Geschmacks- oder andere Reize handelt, zu gleichartigen elektrischen Impulsen in den weiterleitenden Nervenfasern. Welche Empfindungen die Erregungen auslösen, hängt davon ab, an welchem Zentrum im Gehirn sie eintreffen. Eine Empfindung entsteht also erst durch das Zusammenwirken der Sinneszellen mit den ihnen zugeordneten Sinneszentren. Sinnesorgan, Sinnesnerv und Gehirnzentrum gehören als »Sinnessystem« zusammen. Daraus wird verständlich, daß z. B. eine Lichtempfindung entsteht, einerlei ob eine normale Lichtreizung des Auges, ein elektrischer Reiz oder ein Schlag auf das Auge die Ursache war. Ebenso führt eine elektrische Reizung im Ohr zu einer Geräuschempfindung, an der Zunge zu einer Geschmacksempfindung, an der Haut je nach Art des aufnehmenden Sinnesorgans zu einer Wärme-, Kälte-, Berührungs- oder Schmerzempfindung.

Ein Reiz ruft nur dann eine weitergeleitete Erregung hervor, wenn das von ihm erzeugte Rezeptorpotential am Axonursprung ein Aktionspotential erzeugen kann. Man bezeichnet die Reizintensität, die gerade ein Aktionspotential auslöst, als *Reizschwelle* der Sinneszelle. Die Reizschwelle hat die physikalische Dimension des Reizes. Geringere Reizintensitäten werden als *unterschwellige Reize* nicht empfunden. Aber auch unterschwellige Reize erzeugen ein Rezeptorpotential, das allerdings nicht ausreicht, um ein Aktionspotential entstehen zu lassen. Das Rezeptorpotential überdauert den Reiz eine kurze Zeit. Deshalb können sich die Rezeptorpotentiale kurz aufeinanderfolgender unterschwelliger Reize summieren und dann doch ein Aktionspotential auslösen (Bild 29). Die Reizschwelle ist für den adäquaten Reiz besonders niedrig. Für nicht adäquate Reize ist die Reizschwelle wesentlich höher.

Die Energie für die Entstehung des Rezeptorpotentials und für das Entstehen und Weiterleiten der Aktionspotentiale wird nicht der Reizenergie entnommen, sondern stammt aus dem Stoffwechsel der betreffenden Zelle. Was vom Reiz auf die Frequenz der Aktionspotentiale übergeht, ist die darin enthaltene Information.

Man kann also sagen: Der Reiz *steuert* die Entstehung und die Frequenz der Aktionspotentiale. Reiz und Erregung beinhalten also dieselbe Information. Selbstverständlich gibt es chemische und physikalische Einwirkungen auf den Körper, die nicht zu einer Erregung führen. Sie werden nicht als Reiz bezeichnet. Auch besondere Charakteristika eines Reizes (z. B. die Phasenlage zweier sich überlagernder Töne, s. Bild 77) können eventuell nicht wahrgenommen werden. Unsere Sinnesorgane führen also eine *Informationsreduktion* aus.

Während in der primären Sinneszelle und der Sinnesnervenzelle sowohl die Reiz-Erregungs-Transformation als auch die Leitung der Erregung ausgeführt wird, wird in den sekundären Sinneszellen ausschließlich die Reiz-Erregungstransformation vorgenommen. Die Erregung wird dann von einer getrennten Nervenzelle abgenommen, die mit der Sinneszelle in Verbindung steht.

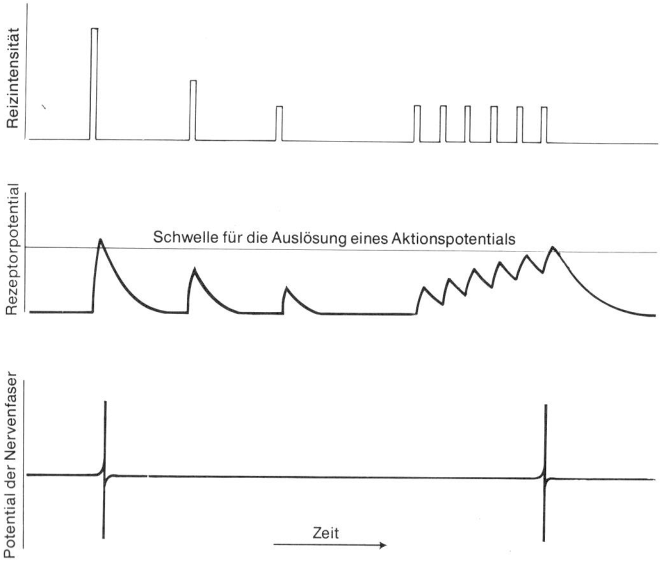

Bild 29: Überschwelliger Reiz, unterschwellige Reize und Summation unterschwelliger Reize, schematisch. Obere Reihe: Reiz in Abhängigkeit von der Zeit. 2. Reihe: Zeitlicher Verlauf des Rezeptorpotentials (intrazelluläre Ableitung aus der Sinneszelle, Gleichspannungsverstärkung). 3. Reihe: Aktionspotentiale in der Nervenfaser (extrazelluläre Ableitung von der zugehörigen Nervenfaser, Wechselspannungsverstärkung)

Aufgaben

1. Führen Sie folgenden Versuch aus: Tauchen Sie die eine Hand in kaltes, die andere Hand in warmes Wasser. Nach einiger Zeit halten Sie beide Hände in lauwarmes Wasser. Deuten Sie die Empfindungen.

2. Definieren Sie: adäquater Reiz, Rezeptorpotential, phasische Sinneszelle!

3. Eine phasische Sinneszelle wird elektrisch gereizt. Während der Reizung wird ein konstantes Rezeptorpotential erzeugt. Wie verändert sich die Frequenz der Aktionspotentiale in der zugehörigen Nervenfaser im Laufe der Zeit?

4. Wieso lösen mehrere unterschwellige Reize nur dann eine Erregung aus, wenn sie unmittelbar aufeinanderfolgen?

5.2 Die Vorgänge an den Synapsen

Die zentrale Frage dieses Abschnitts lautet: *Wie tritt die Erregung von einem Neuron auf das andere über?* Die Endverzweigungen eines Axons sind knopfartig erweitert. Diese Endknöpfe legen sich an ein anderes Neuron oder auch an eine Muskelfaser an. Manchmal springt die Membran des Dendriten dornenartig vor. Die Endknöpfe anderer Axone endigen dann an diesen dornenartigen Fortsätzen (Bild 1). Häufig sind aber keine solchen Ausbuchtungen vorhanden und die Endknöpfe legen sich direkt an die Membran der Folgezelle an. Zwischen dem Endknopf und der Membran des folgenden Neurons ist ein schmaler Spalt (synaptischer Spalt). Ein Neuron empfängt im allgemeinen Synapsen von vielen Nervenzellen, wie es auch Synapsen mit vielen anderen Zellen bildet. Die Zahl der Synapsen auf einer einzigen Nervenzelle kann im Wirbeltiergehirn 50000 betragen.

Die ersten Untersuchungen zur Synapsenfunktion wurden an den Synapsen zwischen Nervenfasern und Muskelfasern, den **motorischen Endplatten** durchgeführt. Diese sind wesentlich größer als die Synapsen zwischen zwei Neuronen, aber grundsätzlich gleich gebaut. In jeder Synapsenregion treten einige charakteristische Strukturen auf. So finden sich im Endknopf viele kleine Bläschen *(synaptische Bläschen)* und viele Mitochondrien. Die unter der Synapse liegende Membran der Folgezelle (postsynaptische Membran) ist oft verdickt.

Zwischen dem Eintreffen eines Aktionspotentials am Endknopf und dem ersten Auftreten einer elektrischen Erscheinung in der

Muskelfaser verstreicht ungefähr 1 ms. Würde die Erregung über den Spalt hinweg auf die gleiche Weise geleitet wie entlang des Axons, müßte diese Zeit kürzer sein. Außerdem kann sich eine experimentell herbeigeführte Depolarisation der Muskelfaser nicht auf die Nervenfaser ausbreiten. Es besteht also offensichtlich keine leitende Verbindung zwischen Nervenfaser und Muskelfaser. Eine elektrische Übertragung der Erregung scheidet damit aus.

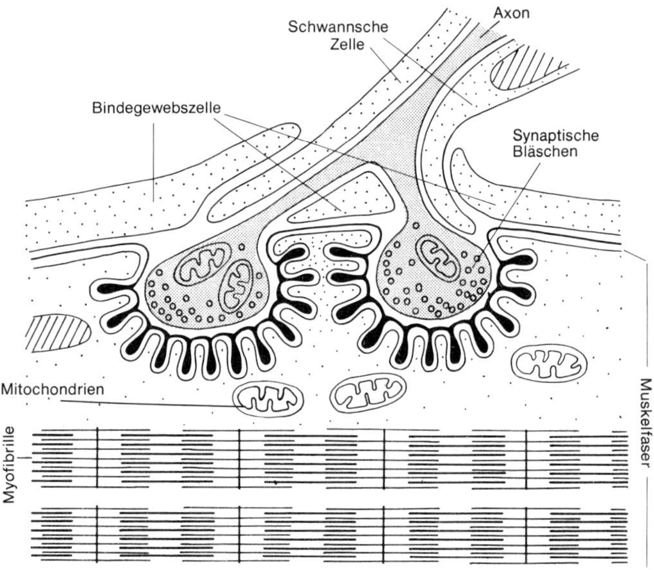

Bild 30: Motorische Endplatte, e-mikroskopisches Bild, schematisch

Die Muskelfaser hat wie die Nervenfaser ein Ruhepotential. Nach dem Eintreffen eines Aktionspotentials im Endknopf beobachtet man in der darunterliegenden Muskelfaser eine Verringerung des Ruhepotentials ähnlich dem Rezeptorpotential einer gereizten Sinneszelle *(Endplattenpotential)*. Das Endplattenpotential löst in der Umgebung der Endplatte ein normales Aktionspotential aus. Dieses breitet sich über die Muskelfaser aus und veranlaßt sie zur Kontraktion. Die Weiterleitung dieses Muskelaktionspotentials erfolgt nach den gleichen Prinzipien wie bei der Nervenleitung.

Bei intrazellulären Ableitungen in der Nähe der Endplatte überlagern sich Endplattenpotential und Aktionspotential. Daß es sich dabei tatsächlich um zwei verschiedene Vorgänge handelt, läßt sich durch den Einsatz des Pfeilgiftes Curare zeigen: Durch steigende Gaben von Curare wird das Endplattenpotential immer kleiner, die Schwelle für die Auslösung eines Aktionspotentials wird also immer später erreicht. Schließlich bleibt das Endplattenpotential unter der Schwelle für die Auslösung eines Aktionspotentials (Bild 31).

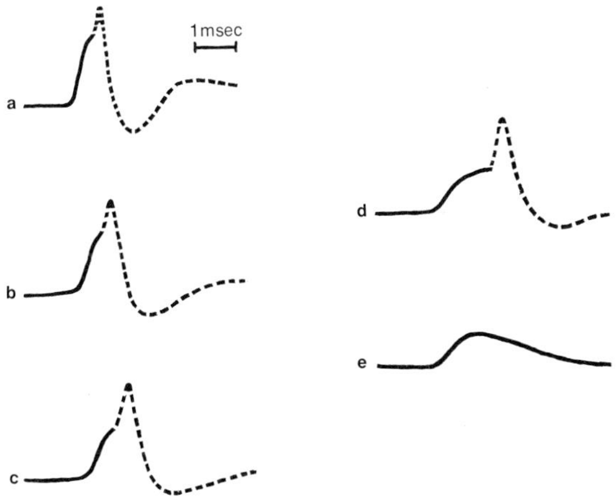

Bild 31: Endplattenpotential (ausgezogen) und fortgeleitetes Aktionspotential (gestrichelt) einer einzelnen Muskelfaser vom Frosch. Intrazelluläre Ableitung direkt an der motorischen Endplatte. a) normal; b–e) durch steigende Gaben von Curare wird die Höhe des Endplattenpotentials erniedrigt. Dadurch wird die Schwelle zur Ausbildung eines Aktionspotentials immer später überschritten. In e) ist das Endplattenpotential so niedrig, daß kein Aktionspotential mehr entsteht.

Da eine elektrische Übertragung der Erregung vom Nerv auf den Muskel ausscheidet, kommt nur eine chemische Übertragung in Frage. Auf der Suche nach einem Überträgerstoff (*Transmitter*) helfen folgende experimentelle Ergebnisse:

(1.) Reizt man einen Muskel wiederholt über den zugehörigen Nerven, kann man in dem Blut, das während dieser Zeit den Muskel durchströmt hat, sehr geringe Mengen von Azetylcholin nachweisen.

(2.) Bringt man umgekehrt Azetylcholin an eine Endplatte, kann dort ein typisches Endplattenpotential ausgelöst werden.

(3.) Schließlich konnte nachgewiesen werden, daß die synaptischen Bläschen Azetylcholin enthalten.

Aus den Versuchen kann man folgern: *Ein Aktionspotential, das an der Nervenendigung ankommt, setzt dort aus den synaptischen Bläschen Azetylcholin frei. Das Azetylcholin diffundiert über den Spalt zur Muskelfaser-Membran. Dadurch wird dort ein Endplattenpotential ausgelöst. Das Azetylcholin wird durch das Enzym Cholinesterase in äußerst kurzer Zeit in Essigsäure und Cholin gespalten und dadurch unwirksam gemacht. Beide Stoffe werden wieder in die Nervenendigung aufgenommen. Dort werden sie wieder zu Azetylcholin synthetisiert.* Das Azetylcholin wird in den synaptischen Bläschen gespeichert. So entsteht ein ständiger Kreislauf von Azetylcholin und seinen Abbauprodukten an den Synapsen.

Nach den heutigen Vorstellungen verbindet sich das Azetylcholin mit bestimmten Molekülen, die in der postsynaptischen Membran liegen (Rezeptormoleküle). Dadurch ändern sich die Eigenschaften der Membran so, daß sie für kleine Kationen (vor allem Na^+ und K^+) stark durchlässig wird. Infolgedessen sinkt das Membranpotential ab (Endplattenpotential).

Die Übertragung der Information in der Endplatte kann durch Pharmaka oder Gifte in verschiedener Weise beeinträchtigt werden:

1. Es kann die Freisetzung des Azetylcholins blockiert werden (z.B. durch das von den Botulinus-Bakterien – sie verursachen Fleischvergiftung – erzeugte Botulinus-Toxin).

2. Der Stoff kann die Rezeptormoleküle für Azetylcholin in der Muskelfaser hemmen. So kann Curare das Azetylcholin von den Bindungsstellen am Rezeptormolekül verdrängen (sogen. kompetitive Hemmung). Das Schlangengift α-Bungarotoxin geht eine irreversible blockierende Bindung mit dem Rezeptormolekül ein. Verwendet man radioaktiv markiertes α-Bungarotoxin, zerstört anschließend die Zelle und trennt die Bestandteile auf, findet man, daß α-Bungarotoxin an ein Lipoproteid gebunden ist. Dieses Lipoproteid ist wahrscheinlich der Azetylcholin-Rezeptor.

3. Die Cholinesterase kann gehemmt werden (z.B. durch das Pflanzenschutzmittel E 605). Dadurch steigt der Azetylcholinspiegel dauernd an und es entstehen Muskelkrämpfe.

Die **Synapsen zwischen zwei Nervenzellen** (interneurale Synapsen) arbeiten grundsätzlich wie die motorische Endplatte. Das »Endplattenpotential« bezeichnet man hier als *postsynaptisches Potential.* Als Überträgerstoffe findet man neben Azetylcholin noch Noradrenalin, γ-Aminobuttersäure und andere Stoffe. Enzyme bauen auch hier die Überträgerstoffe in äußerst kurzer Zeit wieder ab oder die Überträgerstoffe werden wieder rasch in die präsynaptische Endigung zurücktransportiert. Dadurch wird eine Dauerreizung verhindert. Da die Überträgerstoffe nur vom Endknopf des Axons abgeschieden werden, kann die Synapse eine Erregung nur in einer Richtung leiten.

Die präsynaptische Seite einer Synapse wird immer vom Endknopf eines Axons gebildet. Die postsynaptische Seite kann auf Dendriten, dem Zellkörper (Soma) oder dem Axon (hier vor allem am Ende) liegen. Man unterscheidet deshalb axo-dendritische, axo-somatische und axo-axonale Synapsen.

Zur Funktion der axo-dendritischen und axo-somatischen Synapsen ist folgendes zu sagen: In einer Nervenzelle tritt sowohl im Zellkörper und in den Dendriten wie auch im Axon ein Ruhepotential auf. Aktionspotentiale bilden sich aber nur im Axon. Die Erniedrigung des Membranpotentials an einer Synapse muß sich also passiv bis zum Ursprung des Axons, dem Axonhügel, durch Ausgleichsströmchen ausbreiten. Dabei schwächt sie sich ab. Im allgemeinen kann eine einzige Synapse das Membranpotential von Zellkörper und Dendriten nur geringfügig verändern. Das Membranpotential des Axonursprungs wird also über eine einzige Synapse nicht bis zur Erregungsschwelle erniedrigt. Nun treten aber an eine Nervenzelle und ihre Dendriten sehr viele Synapsen von verschiedenen Nervenzellen heran (z.B. an die Purkinjezelle im Kleinhirn mehr als 10^5). Ist eine größere Zahl dieser Synapsen gleichzeitig tätig, summieren sich ihre Wirkungen. Dadurch sinkt das Membranpotential des Zellkörpers und damit auch des Axonursprungs stark ab. Bei einem bestimmten Schwellenwert des Membranpotentials am Axonursprung entsteht dann dort ein Aktionspotential, das nun über das Axon wandert. Jedes Aktionspotential, das an einer Synapse ankommt, setzt eine bestimmte Menge des Überträgerstoffes frei. Ist also die Frequenz der Aktionspotentiale hoch, wird viel Überträgerstoff freigesetzt. Dadurch wird das Membranpotential der Folgezelle stärker herabgesetzt. Je höher also die Impulsfrequenz, die an einer Synapse ankommt, desto stärker ist die Wirkung auf das Potential der Folgezelle. Man bezeichnet es als zeitliche *Bahnung* oder *Summation,* wenn sich die Wirkungen mehrerer aufeinanderfolgender postsynaptischer Potentiale der gleichen Synapse addieren. Dies ist möglich, weil ein postsynaptisches Potential wesentlich länger dauert als ein Aktionspotential. Unter räumlicher Bahnung (Summation) versteht man die Tatsache, daß sich die postsynaptischen Potentiale mehrerer Synapsen überlagern.

Im Nervensystem gibt es neben den erregenden Synapsen auch

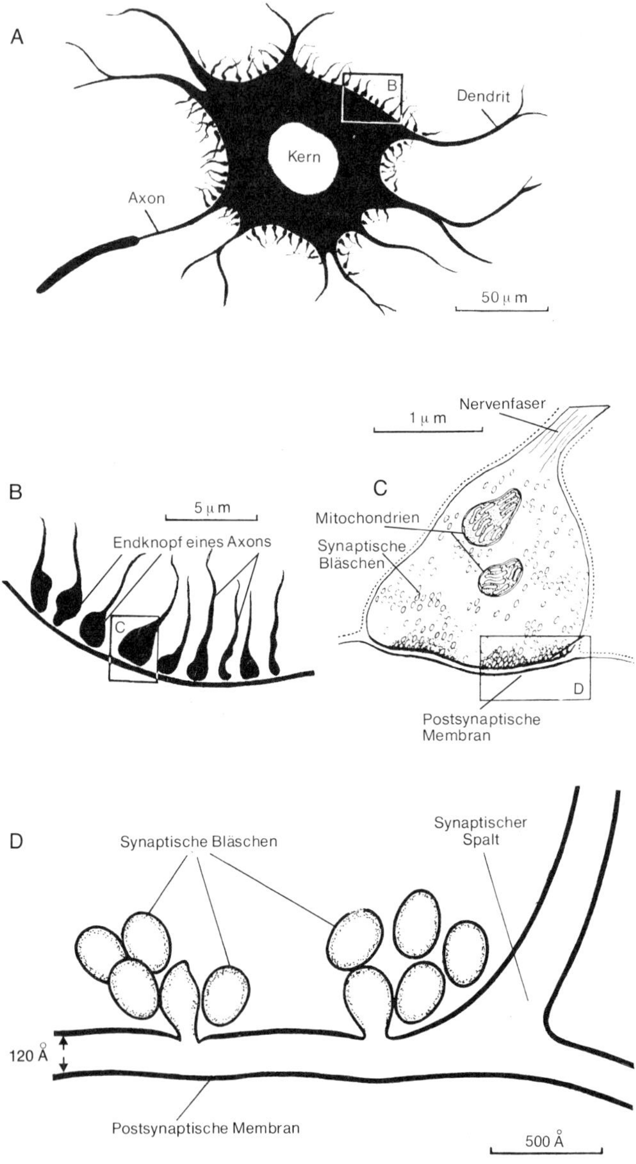

Bild 32: Synapse, schematisch. Von A bis D steigt die Vergrößerung an.

hemmende Synapsen. Die Überträgerstoffe dieser hemmenden Synapsen erhöhen das Membranpotential der nachfolgenden Nervenzelle. Damit erschweren sie die Auslösung eines Aktionspotentials an deren Axonursprung.

An den Dendriten und dem Zellkörper eines Neurons liegen eine große Zahl von erregenden und hemmenden Synapsen. Ihre Wirkungen auf das Potential dieser Zelle überlagern sich. Werden die erregenden Synapsen von insgesamt mehr Aktionspotentialen pro Zeiteinheit erreicht als die hemmenden Synapsen, sinkt das Membranpotential des Zellkörpers ab. Etwas vereinfacht kann man also sagen: Der Grad der Absenkung des Membranpotentials ist eine Funktion der Differenz zwischen der Summe der an den erregenden Synapsen ankommenden Aktionspotentiale und der Summe der an den hemmenden Synapsen ankommenden Aktionspotentiale. Wie in der Sinneszelle, so ist auch in der Nervenzelle die Impulsfrequenz im Axon proportional zur Absenkung des Membranpotentials. Die Impulsfrequenz im Axon ist also eine Funktion der Differenz zwischen der Summe der an den erregenden Synapsen ankommenden Impulsfrequenzen und der Summme der an den hemmenden Synapsen ankommenden Impulsfrequenzen. Der Zellkörper »verrechnet« also die an den verschiedenen Synapsen ankommenden Impulsfrequenzen miteinander. Er ist eine »Rechenstelle« des Nervensystems.

Nervenzellen, die völlig innerhalb des Zentralnervensystems verlaufen (Interneurone) und deren Axone nur sehr kurz sind, bilden teilweise keine Aktionspotentiale in ihren Axonen aus. Sie leiten die Erregung auch im Axon nur passiv durch Ausgleichsströmchen, wie es die anderen Neurone sonst nur in den Dendriten und dem Zellkörper tun.

Synaptische Endigungen auf dem Axon sind vor allem an dessen Ende gefunden worden. Es scheint sich dabei oft um hemmende Synapsen zu handeln. Sie setzen die Amplitude des eintreffenden Aktionspotentials herab. Das führt wahrscheinlich zu einer verminderten Ausschüttung des Überträgerstoffes. Der ganze Vorgang wird auch als *präsynaptische Hemmung* bezeichnet.

Auch die Synapsen zwischen zwei Nervenzellen können durch Pharmaka beeinflußt werden *(Psychopharmaka)*. So hemmt Dopa die Wirkung des Sympathikus durch Unterdrückung der Bildung des Überträgerstoffes. Es wird unter anderem zur Senkung überhöhten Blutdruckes verwendet. Strychnin hemmt hemmende Synapsen im Rückenmark. Dadurch steigt die Erregung der motorischen Neurone stark an, und es kommt zu Krämpfen. Durch andere Psychopharmaka, zu denen auch das Nikotin und die meisten

Rauschgifte zu rechnen sind, werden bestimmte Synapsen des Gehirns beeinflußt: das führt oft zu beträchtlichen Veränderungen der Psyche.

Bisher wurde vorausgesetzt, daß ein an einer Synapse ankommendes Aktionspotential in der nachfolgenden Zelle immer die gleiche Veränderung des Ruhepotentials erzeugt, unabhängig davon, ob dieselbe Synapse vorher tätig war oder nicht. Dies gilt jedoch nicht ohne Einschränkung. Häufige Benutzung einer Synapse führt nämlich manchmal zu einer erheblichen Vergrößerung der postsynaptischen Potentiale. Man bezeichnet diesen Vorgang als *synaptische Potenzierung.* Der Effekt kann minuten- bis stundenlang anhalten. Die synaptische Potenzierung ist ein durch Üben erleichterter Ablauf eines nervösen Vorganges, muß also als Lernprozeß bezeichnet werden. Auch der umgekehrte Vorgang, daß die postsynaptischen Potentiale kleiner werden, wurde beobachtet (synaptische Depression). Die Ursache für die Veränderung der postsynaptischen Potentiale ist in beiden Fällen eine Veränderung der Menge an Überträgerstoff. Durch solche Vorgänge können bestimmte Schaltkreise in ihrer Tätigkeit gefördert und andere gehemmt werden.

Gelegentlich verschmelzen in der Synapsenregion die Membranen der prä- und postsynaptischen Nervenzellen miteinander. Dann besteht eine elektrisch leitende Verbindung von einer Zelle zur anderen *(elektrische Synapse).* Ein Aktionspotential kann dann direkt von einer Zelle in die nächste gelangen.

Aufgaben

1. Welchen Schluß kann man aus der Tatsache ziehen, daß das Pflanzenschutzmittel E 605 ein für alle vielzelligen Tiere giftiger Stoff ist? Ist es wohl auch für Pflanzen giftig?

2. Blockiert Curare alle Synapsen?

3. Kann Curare als Medikament bei E 605-Vergiftungen angewandt werden? Begründen Sie die Antwort.

4. Welche Gründe sprechen für eine chemische Übertragung der Erregung in der Synapse?

5. Welche Unterschiede bestehen zwischen motorischen Endplatten und interneuralen Synapsen?

6. Inwieweit bestehen Übereinstimmungen zwischen einer primären chemischen Sinneszelle (z. B. einer Geruchssinneszelle) und einem Neuron im Zentralnervensystem?

7. Mit welchen Methoden kann man den Transmitter einer bestimmten Synapse ermitteln? Geben Sie den Grad der Sicherheit der aus den einzelnen Versuchen abgeleiteten Ergebnisse an.

8. Azetylcholin-Kreislauf

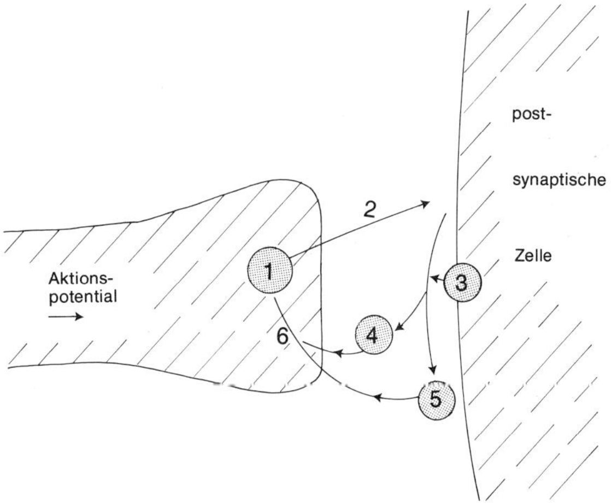

Setzen Sie anstelle der Ziffern 1–6 die entsprechenden Stoffe oder Vorgänge.

9. Warum sind in Bild 1 bei d nur die dornenartigen Fortsätze des Dendriten zu sehen, die Endknöpfe der sich daran anlegenden Axone aber nur ganz selten? (Zur Beantwortung der Frage siehe Abschnitt Anatomie.)

Sinnesphysiologie

Sinnesorgane unterrichten uns über die Umwelt; durch sie sind wir in der Lage, die Umwelt wahrzunehmen. Der bewußten Wahrnehmung sind mehrere Stufen vorgeschaltet, wie Bild 33 verdeutlicht. Die Phänomene der Umwelt sind nur teilweise in der Lage, Sinneszellen zu erregen, d.h. als *Reiz* zu wirken. Die Reize werden in den Sinneszellen in Erregung verwandelt, d.h., die in ihnen enthaltene Information wird umcodiert. Die Erregung wird im sensorischen Teil des Zentralnervensystems verarbeitet. Die bisher beschriebenen Vorgänge sind einer Erforschung mit den üblichen physiologischen Methoden zugänglich. Man bezeichnet deshalb diesen Teil der Sinnesphysiologie als *objektive Sinnesphysiologie.*

Umwelt → Reiz → Erregung von Sinneszellen und sensorischen Nervenfasern

↓

Wahrnehmung ← Sinneseindruck Empfindung ← Verarbeitung im sensorischen Teil des Zentralnervensystems

Bild 33: Informationsaufnahme und -Verarbeitung im sensorischen System

Subjektiv wissen wir von diesen Vorgängen nichts. Das erste, was wir subjektiv erfahren, ist ein Sinneseindruck, z.B. grün. Viele solcher Eindrücke zusammen ergeben eine Empfindung, z.B. kleine weiße, gelbe und blaue Flecken, die unregelmäßig in eine grüne Grundfläche eingelagert sind. Auf Grund unserer Erfahrung deuten wir solche Empfindungen, in unserem Beispiel als blühende Wiese. Dadurch wird aus der Empfindung eine Wahrnehmung. Die Forschung, die sich mit Sinneseindrücken, Empfindungen und Wahrnehmungen beschäftigt, wird als *subjektive Sinnesphysiologie* bezeichnet. Wenn man geeignete Bedingungen wählt, sind sowohl durch die Methoden der objektiven als auch die der subjektiven Sinnesphysiologie eindeutige Aussagen über die Vorgänge bei der Informations-Aufnahme und -Verarbeitung im Organismus möglich. Beispiele sind in den folgenden Kapiteln enthalten.

Tiere können uns über ihre Empfindungen und Wahrnehmungen nicht berichten. Die subjektive Sinnesphysiologie im engeren

Sinn ist also auf den Menschen beschränkt. Bei Tieren kann allerdings an Stelle der Mitteilung über eine Wahrnehmung eine bestimmte Reaktion treten. Sie zeigt dem Experimentator an, daß das Tier eine bestimmte Wahrnehmung gemacht hat.

6. Der Lichtsinn

6.1 Einige Typen von Lichtsinnesorganen

Das Protoplasma der Einzeller weist bereits eine allgemeine Empfindlichkeit für Licht auf. Bei den Vielzellern kommt es zur Ausbildung besonderer Zellen mit erhöhter Lichtempfindlichkeit, den Sehzellen. Sie verwandeln die aufgenommenen Lichtreize in Nervenerregung. Im einfachsten Falle sind die Sehzellen einzeln in die Haut eingelagert und über den ganzen Körper verstreut. Derartige *zerstreute Lichtsinneszellen* ermöglichen Helldunkelsehen. Sind die Sinneszellen einseitig durch Pigmente abgeschirmt, ist auch ein Richtungssehen möglich. Zahlreiche Sehzellen können sich zu Sehflecken oder *Flachaugen* (bei Quallen, Seesternen, Ringelwürmern) zusammenschließen. Solche Augen können nur die ungefähre Richtung des einfallenden Lichtes bestimmen. Bei anderen Tieren wie den Strudelwürmern, manchen Ringelwürmern und Schnecken senkt sich der pigmentumhüllte Sehfleck schalenförmig ein (*Pigmentbecherauge*). Dadurch wird zwar das »Sehfeld« verkleinert, aber dafür kann die Richtung einer Lichtquelle besser festgestellt werden. Es kann auch eine ungefähre Vorstellung von der Helldunkelverteilung in der Umgebung vermitteln.

Vom Becherauge leitet sich das *Grubenauge* ab (altertümliche Tintenfische, manche Würmer und Schnecken). Es entsteht, wenn die Einsenkung Blasenform annimmt und die Öffnung sich bis auf ein kleines Loch verengt. Ein solches Auge entwirft dann wie eine Lochkamera auf dem Augenhintergrund ein Bild. Das Bild ist lichtschwach und nicht besonders scharf. Je enger das Sehloch, desto lichtschwächer, aber auch schärfer ist das Bild. Der Vergleich der verschiedenen Augenformen bei Ringelwürmern und Weichtieren zeigt, wie wir uns die Entwicklung vom lichtschwachen Grubenauge zum höchstentwickelten Lichtsinnesorgan, dem *Linsenauge*, denken müssen. Wenn sich der Hohlraum des Grubenauges mit einer lichtbrechenden Substanz füllt und die Sehöffnung sich mit einer lichtdurchlässigen Haut schließt, entsteht ein einfacher

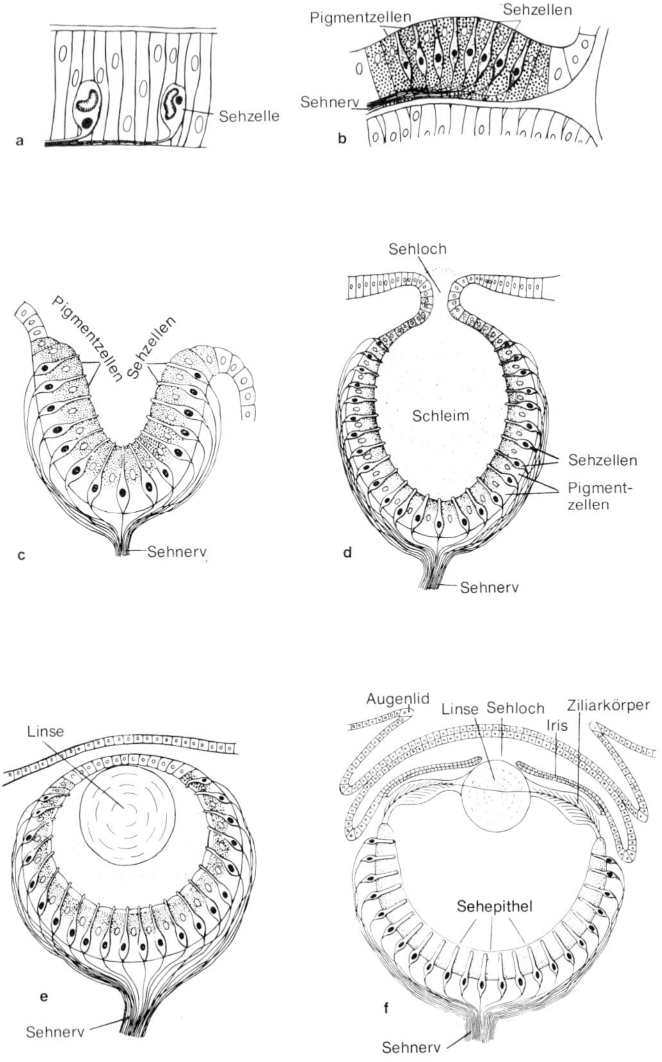

Bild 34: Lichtsinnesorgane wirbelloser Tiere. a) Sehzellen in der Haut des Regenwurms. b) Flachauge einer Qualle. c) Pigmentbecherauge der Napfschnecke. d) Grubenauge einer Seeohrschnecke. e) Einfaches Linsenauge der Purpurschnecke. f) Linsenauge eines Tintenfisches

optischer Apparat. Er kann ein scharfes und gleichzeitig lichtstarkes Bild entwerfen. Seine Leistungsfähigkeit steigt mit der Ausbildung einer Sammellinse, der Vermehrung der Sehzellen, der Vergrößerung sowohl des Auges als auch der zugehörigen Zentren im Gehirn.

Aufgabe

Warum ist das Grubenauge lichtschwächer als das Linsenauge?

6.2 Das menschliche Auge

6.2.1 Übersicht über den Bau

Die Wand des Auges wird von der widerstandsfähigen *harten Augenhaut* gebildet. Zusammen mit dem *Glaskörper* und dem Kammerwasser, die das Innere des Augapfels ausfüllen, bestimmt und bewahrt sie die Form des Auges. Als nächste Schicht liegt die

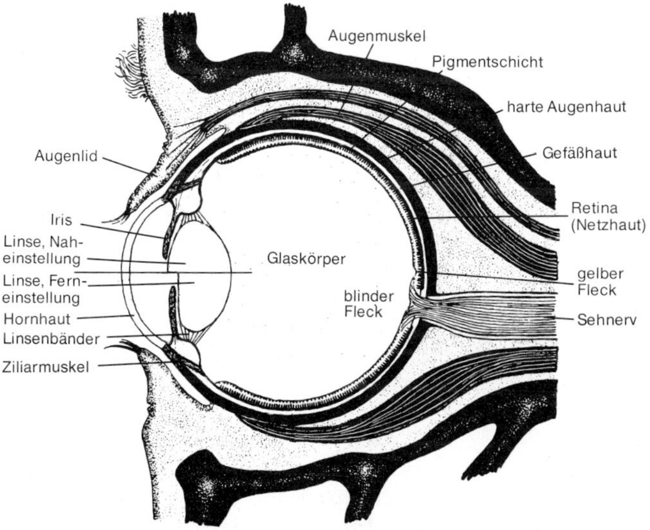

Bild 35: Querschnitt durch ein menschliches Auge, schematisch. Der Blinde Fleck ist in die Bildebene hereingerückt.

Aderhaut der Innenseite der harten Augenhaut an. Sie ernährt das Auge und versorgt es mit Sauerstoff. Es folgt als dritte Schicht die schwarze *Pigmenthaut*. Ihre Zellen sind mit dunklen Farbstoffkörnern (Pigment) angefüllt, welche die Reflexion des eingefallenen Lichtes verhindern. Als innerste Schicht kleidet die *Netzhaut* oder *Retina* die Hohlkugel des Augapfels aus. Sie ist von einem eigenen Blutgefäßnetz überzogen.

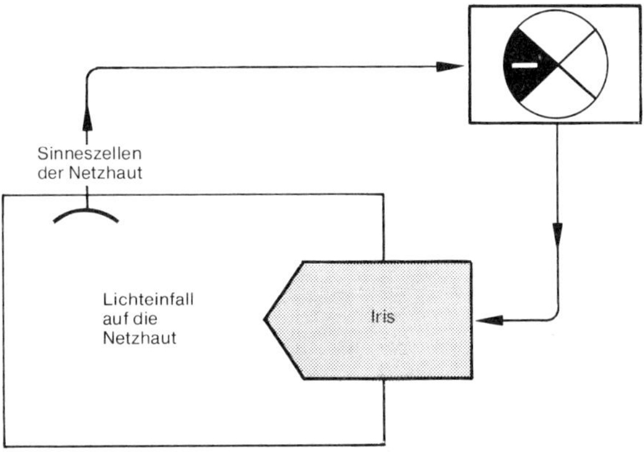

Bild 36: Der Regelkreis des Pupillenreflexes. Fällt mehr Licht auf die Netzhaut, wird die Pupille kleiner. Der Regelkreis hält allerdings den Lichteinfall auf die Netzhaut nicht völlig konstant, sondern verringert nur die in der Umgebung herrschenden Beleuchtungsunterschiede.

Die Netzhaut enthält die Sinneszellen. Sie ist also der lichtempfindliche Teil des Auges. Zwei Stellen fallen in ihr besonders auf: der gelbe und der blinde Fleck. Der *gelbe Fleck* ist eine flache Einsenkung in der Mitte des Augenhintergrundes. Sein Zentrum ist die *Fovea centralis*. Sie ist die Stelle des schärfsten Sehens. Der *blinde Fleck* liegt an der Austrittsstelle des Sehnervs. Dort fehlen die Sinneszellen. Es kann somit kein Lichteindruck wahrgenommen werden. Trotzdem haben wir kein »Loch« in unserem Gesichtsfeld, denn der fehlende Bildteil wird im Gehirn aus der Umgebung ergänzt.

Den vorgewölbten und durchsichtigen Teil der harten Augenhaut nennt man *Hornhaut*. Durch sie tritt das Licht in das Auge ein. Die *Regenbogenhaut* oder *Iris* liegt vorn der Linse auf. Sie umschließt eine kreisförmige Blendenöffnung, die Pupille. Die Pupille wird enger, wenn sich die Lichtintensität erhöht, und weiter, wenn die Lichtintensität absinkt. Sie regelt also den Lichteinfall in das Auge (Regelkreis des Pupillenreflexes).

6.2.2 Die Bilderzeugung

Die Lichtstrahlen, die von einem Gegenstand in das Auge einfallen, werden durch einen *optischen Apparat* so gesammelt, daß auf der Netzhaut ein umgekehrtes und verkleinertes Bild entsteht. An der Lichtbrechung sind Hornhaut und Linse beteiligt. Da ihre Vorderseite an Luft grenzt, ist die Brechkraft der Hornhaut größer als diejenige der Linse; sie beträgt 43 Dioptrien.

Eine Dioptrie (= 1 dpt) entspricht der Brechkraft einer Linse von 100 cm Brennweite. Eine Linse von 2 dpt hat eine Brennweite von 100:2=50 cm, eine solche von 60 dpt eine Brennweite von 100:60=1,6 cm. Je größer die Dioptrienzahl, desto kleiner die Brennweite.

Die Linse wird durch den Ziliarkörper in ihrer Lage festgehalten. Sie ist kein starres Gebilde. Vielmehr kann die Krümmung besonders der vorderen Linsenfläche und damit die Brechkraft ziemlich stark verändert werden. Die Brechkraft schwankt zwischen 19 dpt bei Ferneinstellung und 33 dpt bei Naheinstellung. Die Einstellung erfolgt mit Hilfe des Ziliarkörpers. Er besteht aus dem Ziliarmuskel, der die Linse ringförmig umgibt. Von seiner Innenseite ziehen feine Fasern, die Linsenbänder, zum Rand der Linse. Sie zerren bei der Ferneinstellung des Auges ringsum an der Linse und flachen sie ab. Zum Betrachten naher Gegenstände »*akkomodiert*« das Auge. Dabei kontrahieren sich die Fasern des Ziliarmuskels. Dadurch werden die Linsenbänder entspannt, und die Linse kann sich, ihrer natürlichen Elastizität folgend, der Kugelform nähern. Dieser Vorgang vergrößert ihre Brechkraft.

Der nächste Punkt, den man ohne Akkomodation scharf sieht, liegt 5–6 m vom Auge entfernt. Mit zunehmendem Alter verliert die Linse an Elastizität, so daß der nächste Punkt, der mit Akkomodation scharf gesehen wird, der Nahpunkt, immer weiter vom Auge abrückt. Bei Siebzigjährigen ist die Linse meist völlig starr und kann sich nicht mehr auf Nahsehen einstellen.

Die *Kurzsichtigkeit* beruht meist auf einer Verlängerung des Augapfels (bis um 6–8 mm). Deshalb entsteht das Bild entfernter Gegenstände bereits vor der Netzhaut und ist daher unscharf, während das Bild naher Gegenstände auf die Netzhaut fällt. Der Kurzsichtige kann daher ohne Akkomodation nahe Gegenstände scharf sehen. Zum Sehen in die Ferne braucht er eine Zerstreuungslinse.

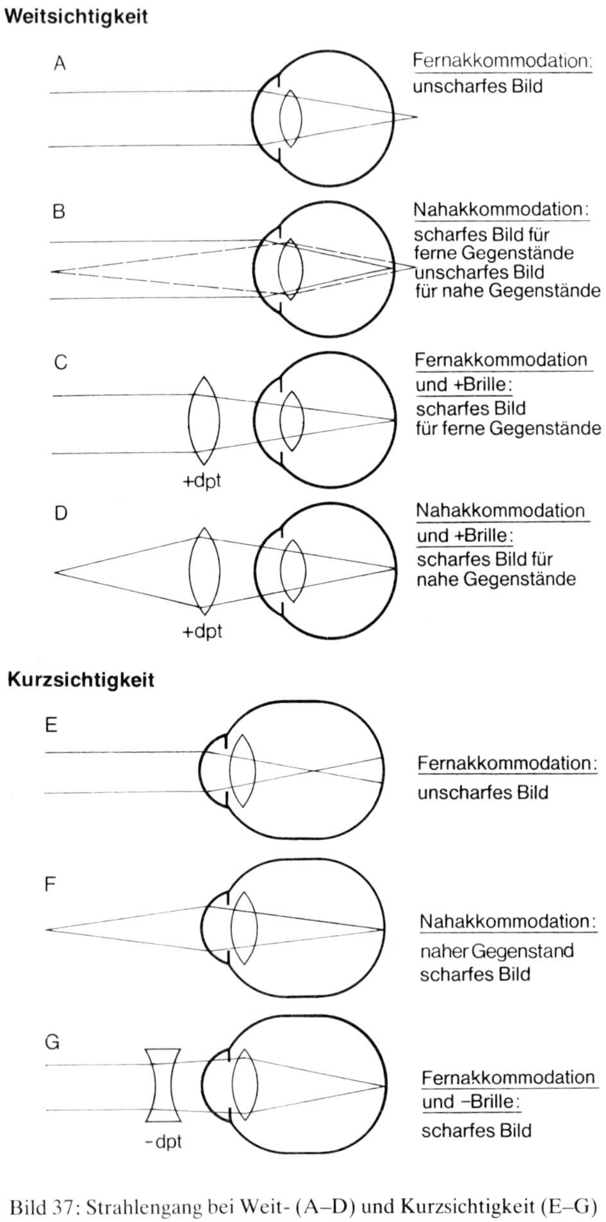

Bild 37: Strahlengang bei Weit- (A–D) und Kurzsichtigkeit (E–G)

Bei der meist angeborenen *Weit- oder Übersichtigkeit* ist der Augapfel zu kurz. Parallel einfallende Strahlen treffen sich deshalb bei Fernakkomodation erst hinter der Netzhaut und müssen durch eine Sammellinse stärker gebrochen werden. Weitsichtigkeit ist nicht mit Alterssichtigkeit zu verwechseln. Alterssichtigkeit beruht auf dem Unvermögen der alternden Linse, sich zum Nahsehen stärker zu krümmen. Wahrscheinlich sind auch Veränderungen des Ziliarmuskels an ihrer Entstehung mitbeteiligt.

Wie das menschliche Auge sind die Augen aller Säugetiere gebaut. Vergleicht man sie mit dem des Tintenfisches (Bild 34), stellt man eine erstaunliche Übereinstimmung fest. Überraschenderweise werden die beiden Augentypen während der Embryonalentwicklung auf völlig unterschiedliche Weise gebildet. Dies ist eines der besten Beispiele für eine Parallelentwicklung zweier Organe in der Entwicklungsgeschichte.

Aufgaben

1. Besitzt der Regelkreis des Pupillenreflexes einen P- oder einen I-Regler? Welche Vorteile hat hier gerade diese Regelung?

2. Vergleichen Sie das menschliche Auge mit dem Tintenfischauge. Zählen Sie die anatomischen Übereinstimmungen und Unterschiede auf.

3. Definieren Sie: blinder Fleck, gelber Fleck, Akkomodation.

4. Sowohl bei Alters- wie bei angeborener Weitsichtigkeit kann man in die Ferne scharf sehen. Wie ist der Akkomodationszustand der Linse in beiden Fällen? Zeichnen Sie jeweils den Strahlengang.

5. Bei Fischen ist die Augenlinse starr. Sie liegt in Ruhe relativ weit weg von der Retina und kann durch einen Muskel zurückgezogen, d. h. der Retina genähert werden. Schildern Sie die Nah- und Ferneinstellung des Auges.

6. Ist das entspannte menschliche Auge (d. h. der Ziliarmuskel ist entspannt) auf die Ferne oder auf die Nähe eingestellt?

6.3 Das Facettenauge

Eine andere Richtung in der Höherentwicklung des Auges zeigen die Facettenaugen der Gliederfüßler. Hier sind zahlreiche Einzelaugen (Ommatidien) zu einem halbkugelig gewölbten zusammengesetzten Auge vereinigt. Die Einzelaugen sind durch Pigmente optisch voneinander isoliert. Die Zahl der Einzelaugen pro Facettenauge schwankt zwischen einigen hundert bei schlecht sehenden und etwa 10000 bei gut sehenden Insekten.

Das Einzelauge (**Ommatidium**) besitzt einen Lichtbrechungsapparat, Pigmentzellen zur gegenseitigen Abschirmung und Sinneszellen. Bei Insekten hat das Einzelauge meist acht Sinneszellen. Die für die Lichtwahrnehmung verantwortlichen Teile aller Sinneszellen eines Ommatidiums bilden im Normalfall gemeinsam den Sehstab (*Rhabdom*). Das Rhabdom verhält sich wie ein Lichtleiter, d. h. am einen Ende eindringendes Licht kann das Rhabdom nicht wieder seitlich verlassen. Es wird vielmehr bis zur Basis weitergeleitet, auch wenn das Rhabdom etwas gekrümmt ist.

Schon aus dem geringen Durchmesser des Rhabdoms kann man schließen, daß in einem einzelnen Ommatidium kein Bild, sondern nur ein einziger Lichtpunkt wahrgenommen wird. Die optischen

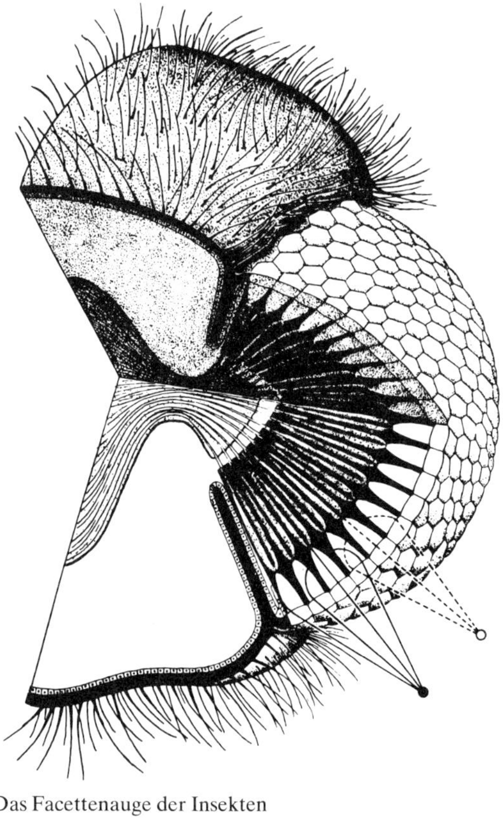

Bild 38: Das Facettenauge der Insekten

Achsen nebeneinanderliegender Einzelaugen weichen voneinander ab. Jedes Einzelauge »blickt« also in eine andere Richtung. Damit nimmt jedes Einzelauge einen anderen Ausschnitt aus der Umgebung wahr. Das von den Einzelaugen entworfene Gesamtbild ist also aufrecht und setzt sich mosaikartig aus so vielen Bildpunkten zusammen, wie Einzelaugen vorhanden sind. Die Sehschärfe des Facettenauges hängt daher von der Zahl der Einzelaugen ab.

Der Honigbiene und wohl auch anderen Insekten dient das Facettenauge auch zur Orientierung nach dem polarisierten Himmelslicht.

Bei manchen nächtlich lebenden Insekten wandert bei schwachem Licht der isolierende Farbstoff der Ommatidien nach vorn. Dadurch kann schräg einfallendes Licht auch zu den Sehstäben der Nachbaraugen gelangen. Die Lichtstärke des Bildes wird dadurch wesentlich erhöht (*Superpositions-* im Gegensatz zum normalen *Appositionsauge*).

Im Linsenauge wird durch die Linse ein Bild der Umwelt auf der Netzhaut erzeugt. Dieses Bild wird durch die Sinneszellen der Netzhaut in einzelne Bildpunkte zerlegt: es wird aufgerastert. Im Facettenauge dagegen wird das Umweltbild schon durch den optischen Apparat in einzelne Bildpunkte zerlegt. Auf der Ebene der Sinneszellen ist dann das Bild in beiden Fällen »aufgerastert«. Auf

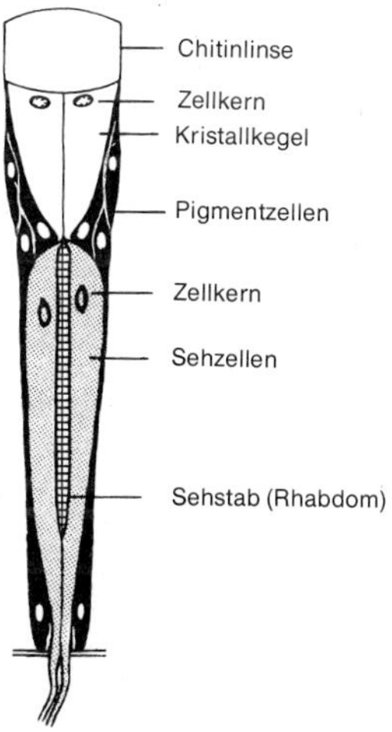

Bild 39: Längsschnitt durch ein Einzelauge. Chitinlinse und Kristallkegel als Lichtbrechungsapparat; Sehzellen mit lichtempfindlichem Sehstab; Pigmentzellen zur Abschirmung gegen schräg einfallendes Licht

der Ebene der Sinneszellen bestehen also keine prinzipiellen Unterschiede mehr zwischen Facetten- und Linsenauge. Im Facettenauge ist dieses Raster allerdings gröber als im Linsenauge. Die Schärfe des Bildes ist also im Facettenauge geringer.

Wenn man Linsenauge und Facettenauge miteinander vergleicht, muß man bedenken, daß Linsenaugen im allgemeinen sehr viel größer sind und auch von größeren Tieren getragen werden als Facettenaugen. Wenn man ein Linsenauge in Gedanken linear verkleinert, bleibt die Sehschärfe zunächst gleich. Die Lichtstärke muß allerdings abnehmen, da die Sinneszellen kleiner werden und damit auch die absorbierbare Lichtmenge. Da Sehzellen nicht be-

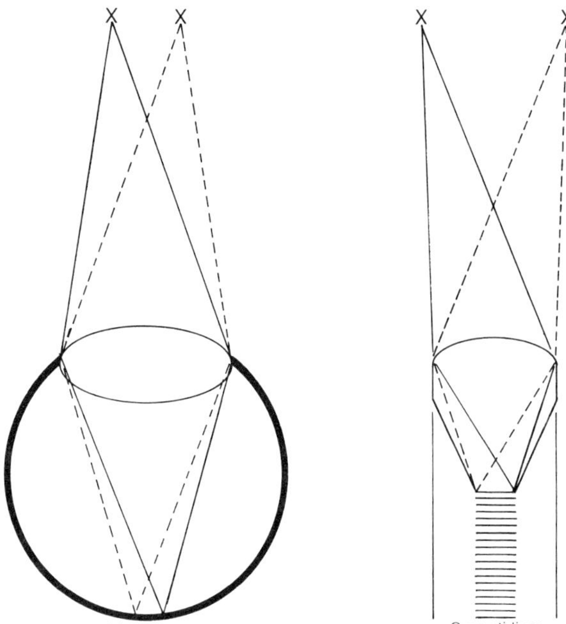

Bild 40: Lichtstärke in Abhängigkeit von Lichtdurchtrittsfläche und Bildschärfe. Im Linsenauge ist das Bild jeder der beiden Punkte wesentlich heller, weil viel mehr von dem Licht, das von einem Punkt ausgeht, in das Auge fällt. Die Bilder der beiden Punkte fallen aber auf unterschiedliche Sinneszellen. Im Facettenauge ist wegen der geringeren Lichtdurchtrittsfläche (das Ommatidium ist relativ zum Linsenauge viel zu groß gezeichnet) das Bild eines einzelnen Punktes wesentlich lichtschwächer. Wegen der geringeren Bildschärfe fallen aber die Bilder vieler Punkte auf eine Sinneszelle. Dadurch addieren sich die Lichtmengen der einzelnen Bilder.

liebig verkleinerbar sind, müßte bei einer weiteren Verkleinerung des Auges die Zahl der Sehzellen und damit die Sehschärfe abnehmen. Es ließ sich wahrscheinlich machen, daß Linsenaugen in der Größe von Facettenaugen schlechtere Eigenschaften besäßen als Facettenaugen. Facettenaugen eignen sich also besonders für kleine Tiere, Linsenaugen für große Tiere.

Die Lichteintrittsfläche eines einzelnen Ommatidiums ist wesentlich kleiner als die eines Linsenauges. Man könnte also vermuten, daß ein Facettenauge wesentlich lichtschwächer ist als ein Linsenauge. Da ein Facettenauge aber ein gröberes Raster erzeugt als ein Linsenauge, fällt auf einen Rasterpunkt im Facettenauge das Licht einer wesentlich größeren Umweltfläche als im Linsenauge. Das scheint den Nachteil der geringen Lichteintrittsfläche weitgehend wettzumachen, so daß schon für das Appositionsauge etwa die gleiche Lichtstärke (bei allerdings verminderter Sehschärfe) wie für das menschliche Auge angenommen werden kann.

Aufgaben

1. Vergleichen Sie Linsenauge und Facettenauge (Übereinstimmung und Unterschiede in Bau und Funktion).

2. Definieren Sie: Ommatidium, Rhabdom.

3. Warum sind Akkomodationseinrichtungen unnötig für ein normales Facettenauge?

4. Um mit einem Facettenauge ein einigermaßen scharfes Bild zu erzeugen, dürfen sich die Gesichtsfelder benachbarter Ommatidien nicht oder nur unwesentlich überschneiden. Begründen Sie diesen Satz.

5. Beim Superpositionsauge beginnt das Rhabdom nicht wie beim Appositionsauge unmittelbar unter dem Kristallkegel, sondern erst wesentlich weiter unten. Gibt es funktionelle Gründe für diese Tatsache?

6.4 Die Vorgänge in den Sehzellen

Die Sehzellen bestehen im allgemeinen aus dem eigentlichen Zellkörper und einem Abschnitt, der sich aus dichten, geordneten Membranpaketen zusammensetzt.

Bei Wirbeltieren bilden diese Membranpakete das sogenannte Außenglied. Der Übergang zwischen Außen- und Innenglied ist wie eine Geißel gebaut. Das Außenglied ist, wie der Name sagt, vom Licht abgewendet. Bei Gliederfüßlern werden die Membranstapel von Fortsätzen (Mikrovilli) der Sehzellmembran gebildet. Die Mikrovilli stehen seitlich an der langgestreckten Sehzelle. Die einzelne Sinneszelle hat also die Form einer Bürste, wobei der Holzgriff dem Zellkörper, die Borsten den dicht gepackten Mikrovilli entsprechen. Im Normalfall sind die Mikrovilli in das Innere des Einzelauges hinein gerichtet. Die Mikrovilli aller Sehzellen eines Einzelauges bilden dann einen gemeinsamen Sehstab (Rhabdom) (Bild 42).

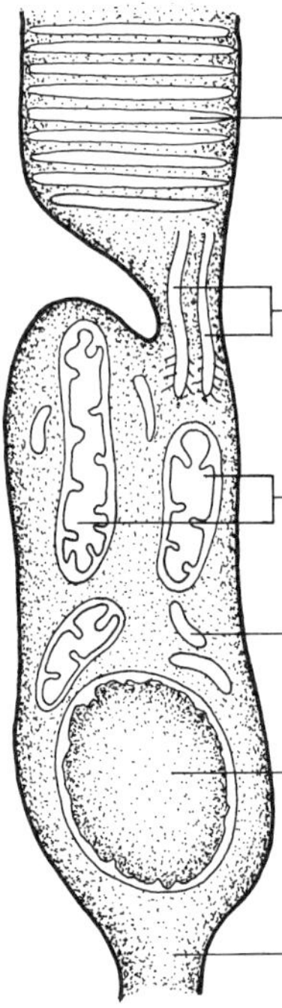

Bild 41: Elektronenmikroskopisches Bild einer Sehzelle (schematisch). Man erkennt die Zweiteilung der Zelle und den ableitenden Neurit.

Im Linsen- wie im Facettenauge können für das Sehen bei niederen und hohen Lichtintensitäten jeweils verschiedene Gruppen von Sinneszellen verantwortlich sein. In der Säugetiernetzhaut dienen der Reizaufnahme zwei Arten von Sehzellen: die Stäbchen und die Zapfen. Die *Stäbchen* sind schlank zylinderförmig, die *Zapfen* dickbauchig und etwas kürzer. Auf 1 Zapfen kommen beim

a

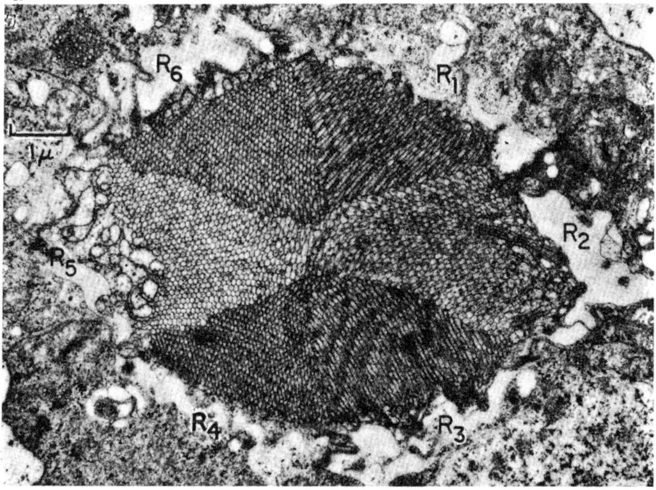

b

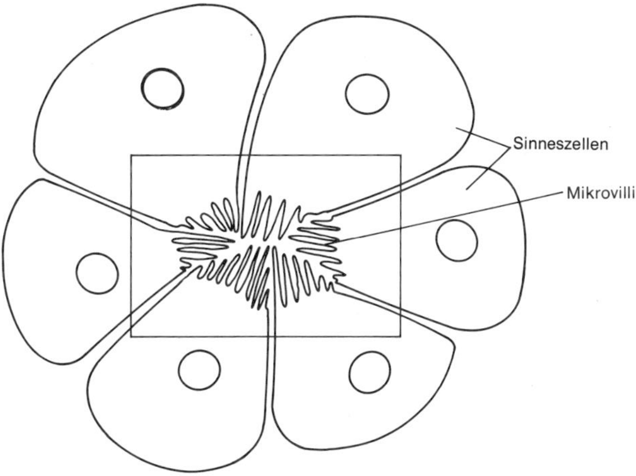

Bild 42: Querschnitt durch Sinneszellen und Rhabdom eines Ommatidiums. a) E-mikroskopische Aufnahme (Ameise). $R_1 - R_6$ bezeichnet die einzelnen Sinneszellen. b) Schemazeichnung. Der ungefähre Ausschnitt des Bildes a ist eingezeichnet. Die Gesamtheit der Mikrovilli der einzelnen Sinneszellen bezeichnet man als Rhabdom. Die Mikrovilli einer einzelnen Sinneszelle verlaufen parallel zueinander. Für polarisiertes Licht, das in der Richtung der Mikrovilli schwingt, ist die Sinneszelle maximal empfindlich.

Menschen 18 Stäbchen. Auf jedem Quadratmillimeter der Netzhaut sitzen durchschnittlich 400000 Sehzellen, in der ganzen Netzhaut etwa 125 Millionen. Stäbchen und Zapfen sind nicht gleichmäßig über die Netzhaut verteilt. In der Fovea centralis kommen nur Zapfen vor. In ihrer Umgebung sind Stäbchen und Zapfen durchmischt. Die Randteile der Netzhaut enthalten fast nur Stäbchen. Die Stäbchen sind sehr viel lichtempfindlicher als die Zapfen. Da es nur eine Sorte von Stäbchen gibt, ist das »Stäbchen-Sehsystem« farbenblind. Von den Zapfen gibt es mehrere verschiedene Typen, die auf jeweils unterschiedliche Farben ansprechen. Das »Zapfen-Sehsystem« kann also Farben unterscheiden. Die Zapfen sprechen wegen ihrer geringen Lichtempfindlichkeit in der Dämmerung nicht mehr an. Im Mondlicht kann man also keine Farben sehen. Im hellen Licht sehen wir dagegen fast ausschließlich mit den Zapfen. Typische Nachttiere wie Fledermäuse, Igel und Eulen haben nur Stäbchen, typische Tagtiere wie Tagraubvögel nur Zapfen.

Licht kann nur dann eine Erregung auslösen, wenn es von einem Farbstoff absorbiert wird. Der lichtempfindliche Farbstoff der Stäbchen wird **Sehpurpur** (Rhodopsin) genannt. Rhodopsine wurden auch bei niederen Wirbeltieren, bei Tintenfischen und Gliederfüßlern nachgewiesen. Daß der Sehpurpur wirklich der lichtempfindliche Farbstoff ist, kann man folgendermaßen beweisen: Man bestimmt die Empfindlichkeit des Auges für Licht verschiedener Wellenlänge im Dämmerlicht. Das Dämmerlicht wird verwendet, um die Stäbchen, nicht aber die Zapfen zu reizen. Man trägt die Empfindlichkeit als Funktion der Wellenlänge auf und erhält so das Empfindlichkeitsspektrum des Stäbchensystems. Dann mißt man, wieviel Licht der isolierte Sehpurpur in den einzelnen Spektralbereichen absorbiert. Daraus erhält man das Absorptionsspektrum des Sehpurpurs. Wenn der Sehpurpur der lichtempfindliche Farbstoff ist, müssen das Empfindlichkeitsspektrum und das Absorptionsspektrum ungefähr gleich sein. Bild 43 zeigt die gute Übereinstimmung der beiden Spektren. Rhodopsin ist also der für die Lichtempfindung verantwortliche Farbstoff in den Stäbchen.

Der Sehpurpur ist ein Proteid, das aus Retinal (Aldehyd des Vitamins A) und dem Eiweiß Opsin besteht. Nur eine bestimmte Form des Retinals, das 11-cis-Retinal, kann sich mit dem Opsin verbinden. Wird der Sehpurpur dem Licht ausgesetzt, verändert das 11-cis-Retinal seinen räumlichen Aufbau und wird zum stabileren all-trans-Retinal. Da sich dieses nicht mehr mit dem Opsin verbinden kann, wird es vom Opsin abgespalten. Durch diese Veränderung des Rhodopsins wird auf noch unbekannte Weise ein Rezeptorpotential erzeugt. Dieses Rezeptorpotential ist in den Sehzellen der Insekten ein normales depolarisierendes Rezeptorpotential. In den Sehzellen der Wirbeltiere wird dagegen ein hyperpolarisierendes Rezeptorpotential gebildet, d. h. das Membranpotential ist im gereizten Zustand größer als im ungereizten. Sie stellen also in dieser Hinsicht eine Ausnahme dar.

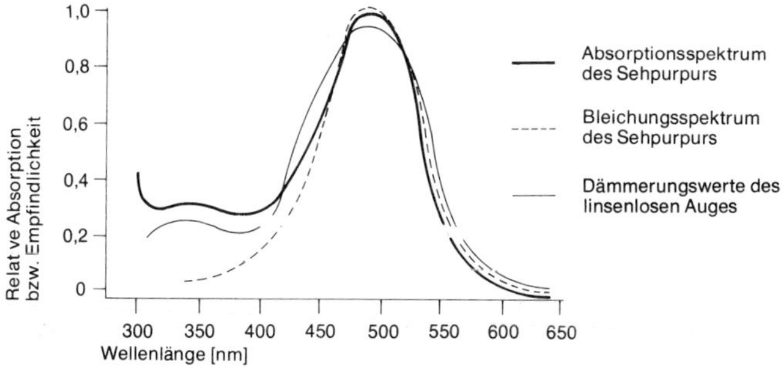

Bild 43: Absorptionsspektrum des Sehpurpurs, des Bleichungsspektrums des Sehpurpurs und der Empfindlichkeit des linsenlosen Auges für verschiedene Wellenlängen im Dämmerlicht

Durch Lichteinfluß wird dauernd Sehpurpur gespalten. Er muß deshalb immer wieder neu synthetisiert werden. In den Zapfen findet man ebenfalls Farbstoffe. Sie sind ähnlich gebaut wie das Rhodopsin. Die lichtempfindlichen Farbstoffe liegen in den dichten Membranpaketen der Sinneszellen.

Ein kurzer Lichtblitz erzeugt ein Rezeptorpotential, das länger dauert als der Reiz. Bei einer Folge von Lichtblitzen überlagern sich die einzelnen Rezeptorpotentiale. Deshalb verschmelzen Lichtblitze mit einer Frequenz oberhalb etwa 20 Hz zu einem einheitlichen Lichteindruck. Einzelaufnahmen aufeinanderfolgender Bewegungsvorgänge, die in genügend rascher Zeitfolge geboten werden, lösen den Eindruck einer fortlaufenden Bewegung aus. Dies machen sich Film und Fernsehen zunutze. Bei manchen Insekten liegt die Frequenz, bei der einzelne Lichtblitze zu einem einheitlichen Eindruck verschmelzen, bei 200–300 Hz.

Eine weiße Fläche strahlt in der Dämmerung wesentlich weniger Licht zurück als eine schwarze Fläche, die in der Sonne steht. Trotzdem erscheint uns die eine immer weiß, die andere immer schwarz. Unser Auge kann sich also an verschiedene Lichtverhältnisse anpassen. Man bezeichnet einen solchen Vorgang als *Adaptation*. An ihm sind mehrere Teilprozesse beteiligt: vor allem der bereits besprochene Pupillenreflex und das Umschalten von einem Sehsystem auf das andere. Aber auch die einzelne Sehzelle kann sich an veränderte Umwelthelligkeit anpassen (phasisch-tonisches Verhalten der Sinneszelle). Wanderungen des Pigmentes, das die Sehzellen umgibt, tragen ebenfalls zur Adaptation bei (s. auch S. 83).

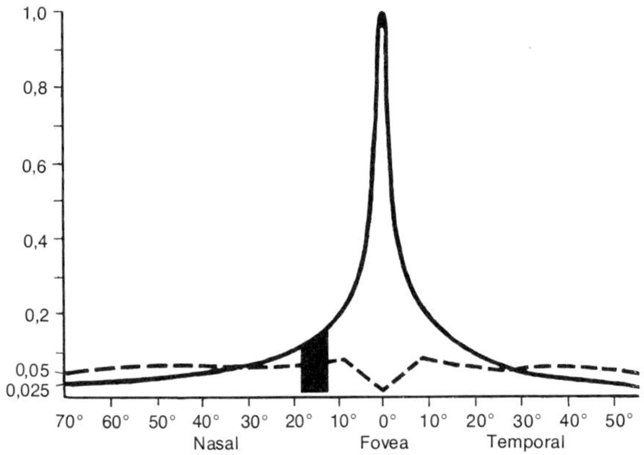

Bild 44: Sehschärfe der verschiedenen Netzhautgebiete (Fovea centralis = 1) —Zapfensystem; - - - Stäbchensystem (Dämmerung). Schwarzes Feld = blinder Fleck

Aufgaben

1. Warum sieht die vorher dunkel gehaltene Netzhaut eines frisch getöteten Tieres purpurfarben, eine stark belichtete Netzhaut aber nahezu farblos aus?

2. Warum erkennt man nachts lichtschwache Objekte (z. B. manche Sterne) nicht, wenn man sie fixiert, sondern nur, wenn man an ihnen vorbeischaut?

3. Wie kann man feststellen, daß Rhodopsin wirklich der für die Lichtwahrnehmung verantwortliche Farbstoff ist?

4. Kann man den phasisch-tonischen Charakter von Lichtsinneszellen wenigstens zum Teil aus den Eigenschaften des Sehpurpurs erklären?

5. Warum ist es so schwierig, in einem Farbfilm eine echt wirkende Nachtaufnahme zu zeigen?

6. In der folgenden Abbildung ist das Empfindlichkeitsspektrum der Stäbchen und dasjenige des gesamten Zapfensystems dargestellt.

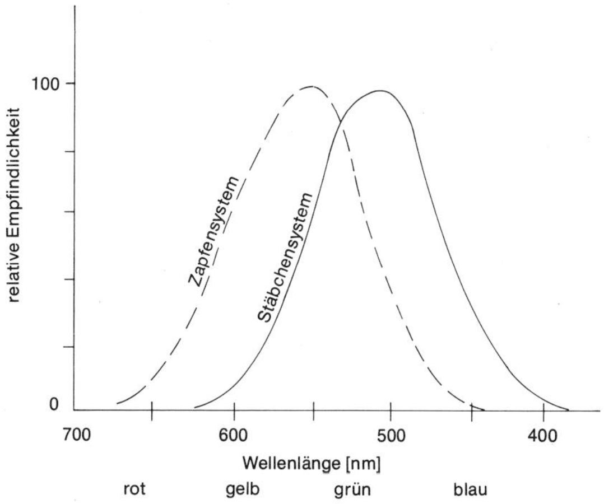

Erklären Sie damit:

a. warum rote Gegenstände im dämmerigen Licht dunkler erscheinen als bei hellem Licht und

b. die Funktionsweise der Röntgenbrille (eine dunkelrote Brille, die der Röntgenarzt im hellen Zimmer aufsetzt und mit der er dort arbeitet; geht er anschließend in den dunklen Röntgenraum, sind seine Augen sofort völlig dunkeladaptiert, wie wenn er sich längere Zeit in einem völlig dunklen Zimmer aufgehalten hätte).

7. Wenn Sie plötzlich einen dunklen Raum betreten, brauchen Sie einige Zeit, bis Sie Ihre Umgebung erkennen können. Zählen Sie alle Vorgänge auf, die zur Adaptation beitragen.

8. Erkennt man einen schwarz-weißen Gegenstand in hellem Licht mit dem Zapfen(Farb)- oder Stäbchen(Schwarz-Weiß)- System? Begründen Sie!

9. Definieren Sie: Rhabdom, Stäbchen, Zapfen!

10. Warum behandelt man gewisse Formen der Nachtblindheit mit Vitamin-A-Gaben?

11. Welchen Sinn haben wohl die in allen Sehzellen vorkommenden dichten Membranpakete?

12. Schildern Sie alle Vorgänge, die in der Lichtsinneszelle eines Insekts vom Auftreffen des Lichtes bis zur Ausbildung der Aktionspotentiale in der Nervenfaser ablaufen.

6.5 Auswerteprozesse

Sehen ist mehr als Bilderzeugung durch den optischen Apparat und Aufnahme des Lichtes durch die Sinneszellen. Am Sehen sind vielmehr Auswerteprozesse sehr wesentlich beteiligt. Das geht allein schon aus dem komplizierten **Bau der Netzhaut** hervor. In der Netzhaut liegen die *Sinneszellen* am weitesten außen (dem Licht abgewandt). Dann folgen nach innen zu mehrere Schichten von Nervenzellen, die die Lichtreize schon in der Netzhaut verarbeiten. Die Sehzellen treten in der Säugetiernetzhaut mit *Schaltzellen* (Bipolar- und Horizontalzellen) in Verbindung. Mehrere Bipolarzellen werden wieder von einer *Nervenzelle* zusammengefaßt. Außerdem bestehen Querverbindungen über die Horizontalzellen. Jede Nervenzelle erhält also Meldungen von einer größeren Zahl von Sinneszellen. Im Normalfall leitet aber auch jede Sinneszelle auf mehrere Nervenzellen ab. Dabei kann die Meldung derselben Sinneszelle auf die eine Nervenzelle erregend, auf die andere jedoch hemmend wirken. Nur in der Sehgrube liegen genauso viele Nervenzellen wie Sinneszellen. In den anderen Teilen der Netzhaut ist die Zahl der Nervenzellen wesentlich kleiner als die Zahl der Sinneszellen. Die Neuriten der Nervenzellen bilden den optischen Nerv. Insgesamt führen etwa 1 Million Nervenfasern von der Netzhaut zum Gehirn. Weder die Sehzellen selbst, noch die Bipolar- und Horizontalzellen bilden Aktionspotentiale aus. In all diesen Zellen wird die Information passiv, nur durch Ausgleichsströmchen weitergeleitet. Erst die Nervenzellen erzeugen in ihren Neuriten fortgeleitete Aktionspotentiale.

Die Sehschärfe läßt sich durch das *Auflösungsvermögen* angeben. Darunter versteht man den Abstand, den zwei Punkte mindestens haben müssen, damit man sie als zwei getrennte Punkte erkennen kann. Das Auflösungsvermögen eines bestimmten Teils der Netzhaut wird vor allem durch die Zahl der Nervenfasern, die von diesem Teil zum Gehirn ziehen, bestimmt.

Wir stellen das Auge unbewußt so ein, daß das Bild auf die Fovea centralis fällt. Dort ist das Auflösungsvermögen am größten, weil einmal die Zapfen hier dicht stehen, vor allem aber, weil von hier besonders viele Nervenfasern zum Gehirn ziehen. Außerdem ist die Zahl der zugehörigen auswertenden Nervenzellen im Gehirn besonders groß. Die Fovea centralis ist also die Stelle des schärfsten Sehens und des Farbensehens. Die lichtempfindlicheren Randteile eignen sich vor allem zum Sehen in der Dämmerung und zum Bewegungssehen.

Im folgenden sind einige Auswerteprozesse dargestellt.

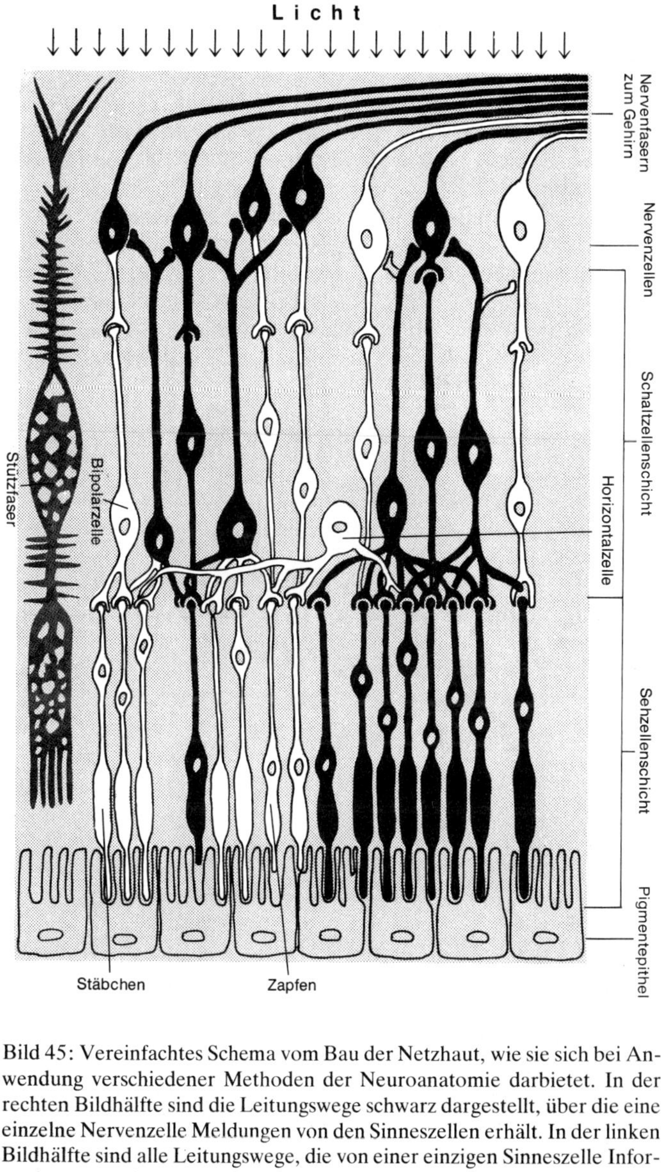

Bild 45: Vereinfachtes Schema vom Bau der Netzhaut, wie sie sich bei Anwendung verschiedener Methoden der Neuroanatomie darbietet. In der rechten Bildhälfte sind die Leitungswege schwarz dargestellt, über die eine einzelne Nervenzelle Meldungen von den Sinneszellen erhält. In der linken Bildhälfte sind alle Leitungswege, die von einer einzigen Sinneszelle Informationen empfangen, schwarz gezeichnet.

6.5.1 Das Prinzip der gegenseitigen Hemmung (Laterale Inhibition)

Dieses Prinzip sei am Beispiel des Facettenauges eingeführt. In einem Facettenauge kann nur dann ein einigermaßen scharfes Bild entstehen, wenn sich die Blickfelder der Einzelaugen nicht oder nur unwesentlich überschneiden. In diesem Fall fällt das Licht eines Bildpunktes ausschließlich in *ein* Einzelauge. Überraschenderweise stellte man jedoch fest, daß sich die Blickfelder benachbarter Einzelaugen teilweise erheblich überschneiden. Ein Tier mit Facettenaugen müßte dann eigentlich ein recht unscharfes Bild von seiner Umgebung erhalten. Man prüfte deshalb die Sehschärfe einiger Insekten durch Verhaltensexperimente und fand sie wesentlich größer, als es die unscharfe Abbildung erwarten läßt. Die sich

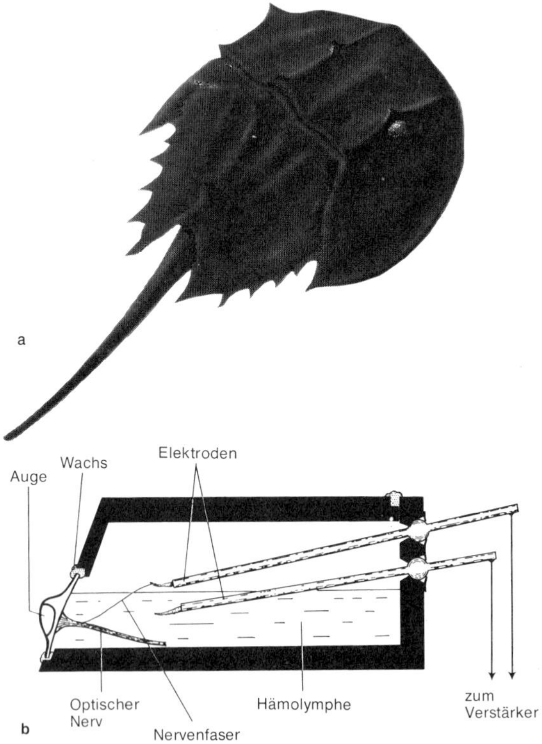

Bild 46: a) Pfeilschwanzkrebs Limulus. b) Apparatur zur Registrierung der Aktionspotentiale vom optischen Nerv des Pfeilschwanzkrebses

widersprechenden Befunde lassen einen nervösen Mechanismus vermuten, der die unscharfe Abbildung zum Teil wieder korrigiert.

Dieser nervöse Vorgang wurde am Pfeilschwanzkrebs (Limulus) näher untersucht. Das Tier besitzt ein Facettenauge. Aus jedem Einzelauge führen zwar mehrere Nervenfasern zum Gehirn, doch können bei Belichtung nur in einer dieser Fasern Aktionspotentiale registriert werden. Zwischen den Nervenfasern verschiedener Ommatidien findet man kurz nach dem Austritt aus dem Ommatidium zahlreiche Querverbindungen. Dann vereinigen sich die Einzelfasern zum optischen Nerv, der zum Gehirn zieht. Im Versuch entfernte man aus einem narkotisierten Tier ein Auge einschließlich der umgebenden Kutikula und des optischen Nervs und brachte das Augenpräparat in eine Apparatur (Bild 46). Der optische Nerv wurde vorsichtig aufgefasert. Eine Nervenfaser, die etwa aus der Mitte des Auges stammte, wurde über eine Elektrode gelegt. Die zweite Elektrode tauchte in die den Nerv umgebende Flüssigkeit ein. Beide Elektroden waren also mit der Oberfläche der Nervenfaser verbunden (extrazelluläre Ableitung). Man reizte das Augenpräparat des Pfeilschwanzkrebses zunächst mit unterschiedlichen Lichtintensitäten und zählte die Zahl der Impulse je Zeiteinheit. Es ergab sich ein typisches phasisch-tonisches Verhalten. Wie gut ist nun die Abbildung eines Lichtpunktes auf das Raster der Sinneszellen? Es zeigte sich, daß auch bei diesem Tier Licht aus einer punktförmigen Lichtquelle in mehrere Einzelaugen fällt (Bild 49, obere Hälfte).

Auf der Suche nach einem Mechanismus, der unscharfe Abbildungen korrigieren kann, wird in einem ersten Versuch nur ein Einzelauge belichtet. Die benachbarten Ommatidien bleiben dunkel. Gleichzeitig werden die Aktionspotentiale von der Nervenfaser abgeleitet, die zu dem belichteten Ommatidium gehört. Bei Dauerlicht beobachtet man eine von der Lichtintensität abhängige Impulsfrequenz (Bild 47, erster Teil). Werden dann zusätzlich auch die benachbarten Einzelaugen beleuchtet, so sinkt in der Nervenfaser des zuerst belichteten Einzelauges die Impulsfrequenz zunächst auf Null ab. Sie steigt dann allmählich wieder an, allerdings nur bis zu einem Wert, der erheblich unter der früheren Frequenz liegt. Während der ganzen Zeit hat sich die Belichtung des ersten Einzelauges nicht geändert. Seine Erregung muß also im zweiten Teil von Bild 47 von den benachbarten Einzelaugen gehemmt worden sein.

Die Nervenfasern der anschließend belichteten Nachbaraugen haben zunächst eine hohe Impulsfrequenz, die dann allmählich absinkt und auf einem niedrigeren Wert konstant bleibt (phasisch-tonische Sinneszellen). Die Nachbaraugen hemmen also das erste Einzelauge um so stärker, je höher ihre eigene Impulsfrequenz ist.

Die Hemmung wird in den Fasern des optischen Nervs beobachtet. Sie muß also über Nervenbahnen erfolgen, die noch innerhalb

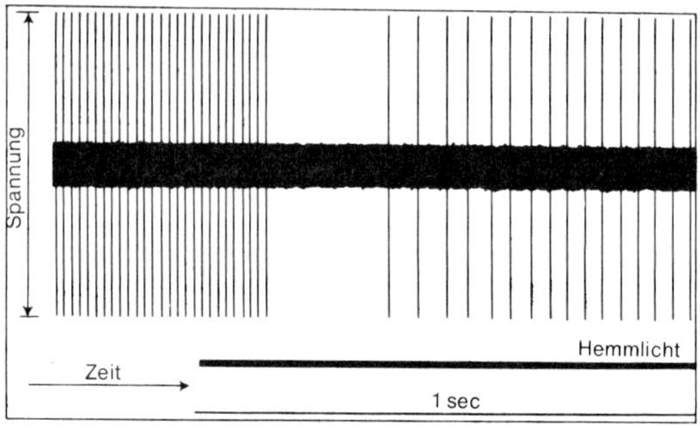

Bild 47: Aktionspotentiale aus dem optischen Nerv des Pfeilschwanzkrebses. Nachweis der gegenseitigen Hemmung. Im ersten Teil der Aufnahme ist nur das Einzelauge belichtet, von dem die getestete Nervenfaser stammt. »Hemmlicht« bezeichnet das zusätzliche Belichten der benachbarten Ommatidien. Unter seinem Einfluß fällt die Impulsfrequenz in der getesteten Nervenfaser zunächst auf Null ab und steigt dann allmählich wieder auf einen niedrigeren Wert an.

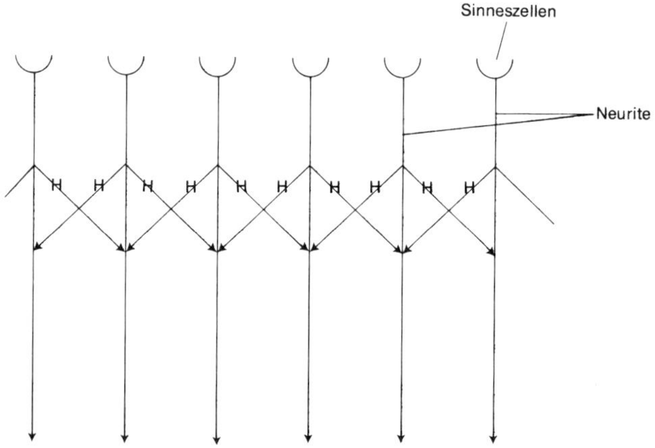

Bild 48: Schaltschema der gegenseitigen Hemmung: Von jeder Faser zweigen Seitenäste ab, die eine hemmende Wirkung (H) auf die benachbarten Fasern ausüben.

des Auges verlaufen. Die weiteren Versuche bestätigten, daß jedes Einzelauge seine Nachbarn hemmt, umgekehrt aber auch von allen Nachbarn gehemmt wird (gegenseitige Hemmung oder laterale Inhibition). Je stärker das hemmende Einzelauge belichtet wird, desto stärker ist seine Hemmwirkung. In Bild 49 (obere Hälfte) hemmt also das intensiv belichtete mittlere Einzelauge die schwächer belichteten Nachbaraugen stark, während umgekehrt die schwächer belichteten Einzelaugen das stark belichtete nur schwach hemmen. Die laterale Inhibition vergrößert also den Unterschied zwischen stark und schwach belichteten Einzelaugen. Das bedeutet aber eine Verschärfung der zunächst unscharfen Abbildung. Der untere Teil von Bild 49 zeigt das im Tier gemessene Ergebnis. Danach führt die gegenseitige Hemmung nicht nur zur Schärfung unscharfer Abbildungen, sondern erhöht auch die Kontraste. So ist im Beispiel von Bild 49 das Bild der Lichtquelle von einem dunklen Saum umgeben (niedrigere Impulsfrequenzen in der Nähe der stark gereizten mittleren Fasern). Es tritt dadurch deutlicher heraus.

Wir haben für unsere qualitativen Überlegungen vereinfachend angenommen, daß sich Hemmwirkungen nur auf unmittelbar benachbarte Einzelaugen auswirken. In Wirklichkeit erstrecken sich Hemmwirkungen auch auf weiter entfernte Ommatidien. Sie sind dort allerdings schwächer. Um zu prüfen, ob die Vernachlässigung solcher Fernwirkungen trotzdem zu qualitativ richtigen Schlüssen führt, muß man das System auf einem Computer nachbilden (simulieren). Solche Computer-Simulationen haben den hier nur qualitativ gezogenen Schluß auch quantitativ erhärtet und damit gezeigt, daß die vereinfachende Annahme nicht zu falschen Schlüssen geführt hat.

Das »Prinzip der gegenseitigen Hemmung« spielt in vielen Sinnesorganen und auch im Zentralnervensystem eine große Rolle. Die gegenseitige Hemmung ist ein gutes Beispiel dafür, wie erfolgreich die Zusammenarbeit von Anatomie, Elektrophysiologie und Kybernetik bei der Erforschung komplizierter Systeme ist. Sie ist außerdem ein Beispiel, an dem man schon bei qualitativer Betrachtung sieht, daß ein System Eigenschaften aufweist, die keines der beteiligten Elemente hat. Normalerweise sind solche Systemeigenschaften erst bei komplizierten quantitativen Betrachtungen zu erkennen.

Wahrscheinlich spielt die gegenseitige Hemmung auch im menschlichen Auge eine wesentliche Rolle. So ist die optische Täuschung von Bild 50 mit gegenseitiger Hemmung leicht zu erklären: Die Kreuzungspunkte sind von mehr hellen Flächen umgeben als die dazwischenliegenden »Straßen«. Die Kreuzungspunkte werden also stärker gehemmt als die »Straßen« und erscheinen deshalb dunkler. Die Erscheinung ist im Fixierpunkt nicht zu beobach-

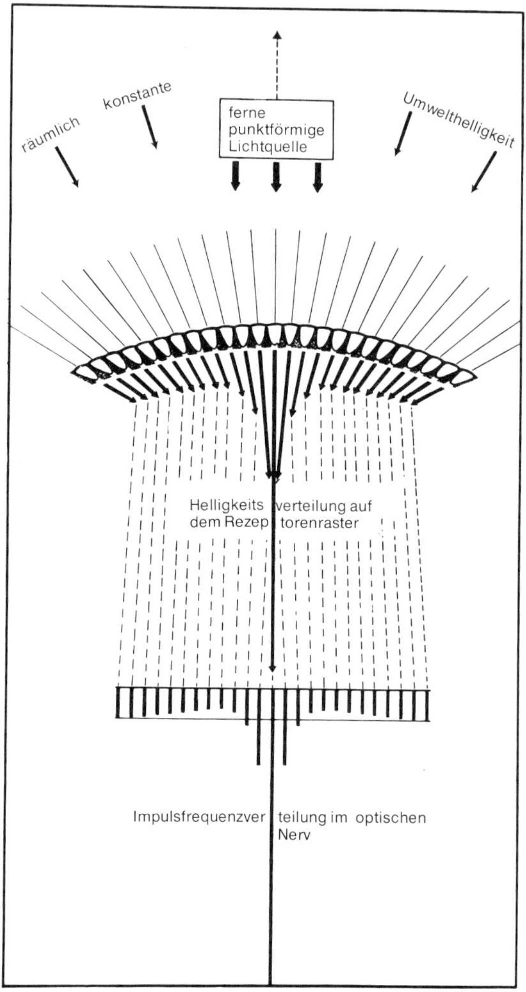

Bild 49: Abbildung eines Lichtpunktes (oben) auf dem Raster der Sinneszellen und Wirkung der gegenseitigen Hemmung im Auge des Pfeilschwanzkrebses (unten). Die Länge der Balken symbolisiert die Frequenz der Aktionspotentiale in den ableitenden Nervenfasern.

ten. Daraus ist zu folgern, daß gegenseitige Hemmung im gelben Fleck entweder keine große Rolle spielt oder nur auf wenige, unmittelbar benachbarte Sinneszellen wirkt. Eine weitere Bestätigung für diese Deutung des Phänomens ist die Tatsache, daß die zentrale Kreuzung mit dem dunklen Punkt nie dunkler erscheint. Durch den dunklen Punkt wird der der Kreuzung benachbarte Anteil an hellen Flächen geringer. Sie werden damit nicht mehr stärker gehemmt als die »Straßen«.

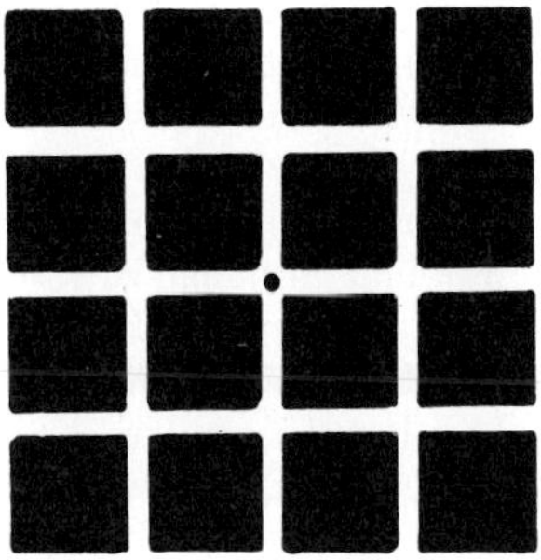

Bild 50: Kontrasterscheinung: Die weißen Gitterstreifen erscheinen an den Kreuzungsstellen dunkler.

6.5.2 Das Farbensehen

Man kann weißes Licht durch ein Glasprisma in die Regenbogenfarben zerlegen. Das Licht einer bestimmten Farbe ist durch seine Wellenlänge charakterisiert. Das für den Menschen sichtbare Spektrum erstreckt sich über den Wellenlängenbereich $\lambda=700$ nm (Rot) bis $\lambda=400$ nm (Violett). Licht, das nur eine bestimmte Wellenlänge hat, bezeichnet man als spektralrein.

Trifft ein Reiz auf eine Sinneszelle, so kann dieser Reiz in der Sinneszelle nur eine einzige Größe verändern: das Membranpotential und damit die Frequenz der Aktionspotentiale in der ableitenden Faser. Ein Bildpunkt ist durch Farbe und Intensität des dort vorhandenen Lichtes, also durch zwei Größen, charakterisiert. Deshalb müssen mehrere Sinneszellen mit unterschiedlichen Eigenschaften zusammenarbeiten, um einen durch Farbe wie durch Intensität gekennzeichneten Eindruck zu erhalten. Das Problem des Farbensehens hat also zwei Aspekte:

1. Welche Arten von Sinneszellen sind beteiligt und

2. wie werden die Meldungen der einzelnen Sinneszellen miteinander verrechnet.

Hinweise auf die *Art der beteiligten Sinneszellen* geben schon sehr einfache Experimente: Man kann verschiedene spektralreine Lichter mischen, indem man sie übereinanderprojiziert (*additive Farbmischung*). Die wichtigsten Ergebnisse solcher additiver Farbmischungen sind: Eine Mischung aller Spektralfarben ergibt den Eindruck »Weiß«. Den Eindruck »Weiß« erhält man aber auch durch die Mischung von nur drei spektralreinen Farben, nämlich Rot, Grün und Blau. Man nennt diese Farben *Grund-* oder *Primärfarben*. Die Mischung zweier Grundfarben ergibt eine neue Farbe, die sich mit der dritten Grundfarbe zu Weiß ergänzt. Zwei Farben, die sich zu weiß ergänzen, heißen Ergänzungs- oder *Komplementärfarben*. So ist zum Beispiel Gelb die Komplementärfarbe zu Blau, Purpur zu Grün und Grünblau zu Rot. Durch Mischung verschiedener Anteile der drei Grundfarben läßt sich jeder beliebige Farbeindruck herstellen. Davon macht z.B. das Farbfernsehen Gebrauch. Das Vorhandensein von Komplementärfarben oder die Tatsache, daß jede beliebige Farbe durch Mischen der drei Grundfarben herzustellen ist, läßt sich physikalisch nicht begründen. Experimente zeigen außerdem, daß zum Beispiel Bienen andere Komplementärfarbenpaare besitzen als der Mensch. Die Eigenschaft, komplementär zu einer bestimmten anderen Farbe oder die Eigenschaft, eine »Grundfarbe« zu sein, ist also nicht ein physikalisches Merkmal der betreffenden Farbe, sondern kommt durch Besonderheiten unseres Sehsystems zustande.

Ausgehend von der Tatsache, daß man jede beliebige Farbe durch Mischen verschiedener Anteile der Grundfarben herstellen kann, stellte der Physiker YOUNG schon 1801 die Hypothese auf, daß unser Auge alle Farbempfindungen aus drei Grundfarben zusammensetze. HELMHOLTZ folgerte 1852, daß dementsprechend in der Netzhaut drei verschiedene Sorten von Zapfen vorhanden sein müßten.

Drei für verschiedene Farben empfindliche Sorten Zapfen ließen sich tatsächlich nachweisen. Außerdem fand man dreierlei Farbstoffe, die bei Belichtung ähnlich wie der Sehpurpur zerfallen. Jede Zapfensorte ist mit einem dieser drei Farbstoffe ausgestattet. Diese Farbstoffe sind im Prinzip wie Rhodopsin gebaut. Insgesamt findet man bei Wirbeltieren zwei verschiedene Retinale und mehrere Opsine. Die drei verschiedenen Zapfenfarbstoffe unterscheiden sich durch ihr unterschiedliches Absorptionsspektrum voneinander (Bild 51). Unter Lichteinwirkung zerfallen sie wie das Rhodopsin. Durch intrazelluläre Ableitungen von einzelnen Zapfen konnte ebenfalls bestätigt werden, daß es drei verschiedene Zapfentypen mit jeweils unterschiedlichen Absorptionsmaxima gibt. Ein spektralreines Licht von 400 nm Wellenlänge erregt nur den »Blaurezeptor«. Ein solches von 450 nm erregt den »Blaurezeptor« stark und den Grünrezeptor sehr schwach. Licht von 500 nm Wellenlänge läßt alle drei Zapfensorten ansprechen. Die einzelnen Farben werden also durch unterschiedliche Erregungsstärke der

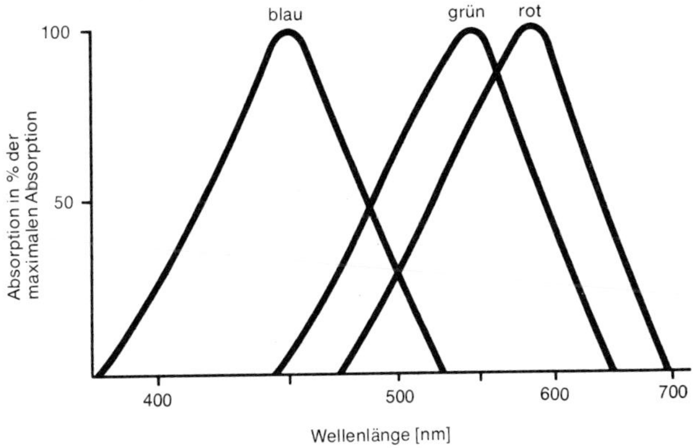

Bild 51: Absorptionsspektren der verschiedenen Zapfensorten, schematisiert. Jede Zapfensorte hat einen anderen lichtempfindlichen Farbstoff.

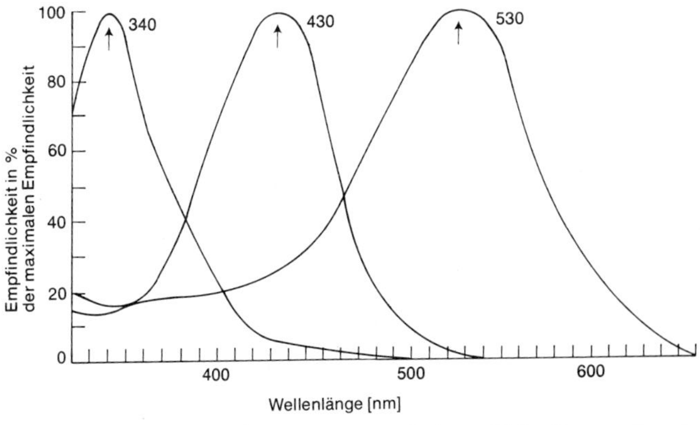

Bild 52: Spektrale Empfindlichkeit verschiedener Licht-Sinneszellen der Bienenarbeiterin. Durch elektrophysiologische Ableitungen von einzelnen Sinneszellen ermittelt. Die Pfeile geben die Wellenlänge an, bei der die betreffende Sinneszelle maximal empfindlich ist.

einzelnen Zapfensorten angegeben. Erregung aller Zapfen führt zum Eindruck Weiß.

Aus der Theorie von YOUNG und HELMHOLTZ ist das Vorhandensein von Komplementärfarbenpaaren nicht herzuleiten. Sie erklärt auch andere Phänomene nur unvollständig: Umgibt man z. B. eine graue Fläche mit einem grünen Ring, erscheint die graue Fläche rötlich, also in der Komplementärfarbe. Solche und ähnliche Versuche führten HERING 1874 zur Aufstellung der sogenannten *Gegenfarbentheorie*. Er forderte drei jeweils antagonistisch organisierte physiologische Vorgänge und zwar je einen für die Komplementärfarbenpaare blau – gelb und rot – grün sowie einen für schwarz – weiß. Würde z. B. in einem dieser Mechanismen blau zu einer Erregung führen, dann würde gelb den gleichen Mechanismus hemmen.

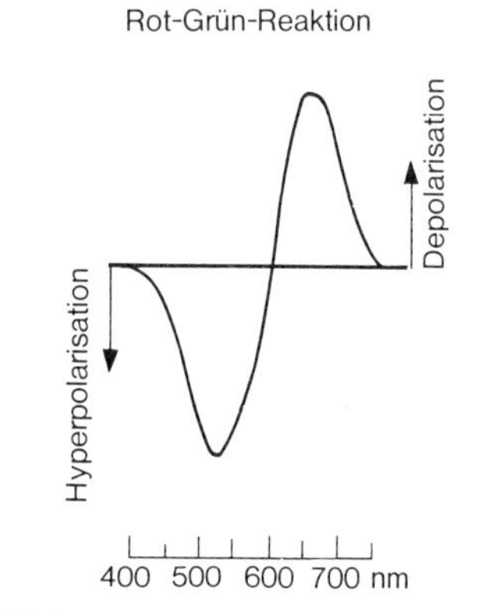

Bild 53: Abhängigkeit des Membranpotentials einer Horizontalzelle der Fischnetzhaut von der Wellenlänge des Reizlichtes. Die Null-Linie gibt das Ruhepotential an. Die verschiedenen Reizlichter sind energiegleich.

Tatsächlich konnten solche antagonistischen Prozesse zum Teil schon in der Reaktion der den Sehzellen unmittelbar nachgeschalteten Nervenzellen erkannt werden. So wurden Horizontalzellen gefunden, die bei der Belichtung des Auges mit grünem Licht mit einer Erhöhung des Membranpotentials, bei Belichtung mit rot aber mit einer Erniedrigung des Membranpotentials antworten. Andere Horizontalzellen antworten entsprechend auf das Farbenpaar blau – gelb. Auch in der Ganglienzellschicht der Retina und im Gehirn sind entsprechende Zellen vorhanden. Die YOUNG-

HELMHOLTZsche Theorie beschreibt demnach die Vorgänge in der Sinneszellenschicht, die HERINGsche Theorie die Vorgänge in den nachgeschalteten Nervenzellen.

Die Unfähigkeit, Farben zu sehen oder zu unterscheiden, wird als Farbenblindheit bezeichnet. Bei der sehr seltenen totalen Farbenblindheit können keine Farben mehr unterschieden werden. Häufiger kommt eine teilweise Farbenblindheit, besonders die Rotgrünblindheit, vor. Rot und Grün können dann nicht mehr unterschieden werden. Viel seltener ist die Blaugelbblindheit.

6.5.3 Verarbeitende Neurone, allgemein

Wie wird die von den Sinneszellen kommende Information verarbeitet? Diese Frage läßt sich nur so beantworten, daß man elektrophysiologisch von verschiedenen einzelnen Nervenzellen ableitet und feststellt, welche Eigenschaften das jeweilige Neuron besitzt. Es ist bisher noch nicht oft gelungen, gleichzeitig von zwei Nervenzellen, die sich gegenseitig beeinflussen, abzuleiten. Deshalb weiß man häufig nur sehr wenig darüber, wie eine bestimmte Leistung einer solchen Zelle zustande kommt.

Als Beispiel einer solchen Ableitung sei ein besonders leicht zugängliches Neuron, der DCMD (descending contralateral movement detector) bei Heuschrecken besprochen. Der DCMD besitzt eines der größten Axone, die vom Gehirn der Tiere in den Brustabschnitt ziehen. Leitet man von einem gesamten Konnektiv des Strickleiternervensystems im Halsbereich ab (s. Bild 89), erkennt man die Aktionspotentiale dieses Neurons daran, daß sie die größten sind. Das Neuron spricht nur an, wenn sich ein Gegenstand im Gesichtsfeld des gegenüberliegenden (kontralateralen) Auges bewegt. Ruhende Gegenstände führen genauso wenig zu einer Erregung, wie die Bewegung des gesamten Umfeldes. Wird eine Bewegung häufig in gleicher Weise wiederholt, verschwindet die Reaktion, kann allerdings durch längeres Warten oder schnell durch eine starke Beunruhigung des Tieres wiederhergestellt werden. Das Neuron spricht also recht spezifisch nur dann an, wenn sich ein Gegenstand im Gesichtsfeld unregelmäßig bewegt, nicht aber, wenn sich das Tier bewegt. Im folgenden sollen nun Ergebnisse entsprechender Versuche an Wirbeltieren besprochen werden.

6.5.4 Nervenzellen der Wirbeltierretina

Wie bereits ausgeführt, empfängt eine Nervenzelle in der Wirbeltierretina Meldungen aus vielen Sinneszellen (Bild 45). Man bezeichnet das Gebiet der Sinneszeilschicht, das Erregungen zu einer Nervenzelle ableitet, als das **rezeptive Feld** dieser Nervenzelle. In Bild 45, rechte Hälfte, würden die schwarz gezeichneten Sinneszellen das rezeptive Feld des schwarz gezeichneten Neurons bilden. Jede Sinneszelle hat aber zu mehreren Nervenzellen Verbindung. Deshalb überschneiden sich die rezeptiven Felder benachbarter Nervenzellen.

Wie oben erwähnt, gibt es im optischen System offenbar *gegenseitige Hemmung*. Man könnte daher vermuten, daß wir ein Verknüpfungsschema etwa wie in Bild 48 vorliegen haben: Das Neuron empfängt von einer oder einer Gruppe von zentral gelegenen Sinneszellen erregende Impulse und wird von einem darum herumliegenden Ring von Sinneszellen gehemmt. Elektrophysiologische Untersuchungen haben diese Vermutung bestätigt: Man findet Neuronen, deren rezeptives Feld eine zentrale erregende Zone und eine darum herum liegende hemmende Zone aufweist. Dabei kann wie in Bild 54 eine Sinneszelle auf ein Neuron erregend, auf das danebenliegende aber hemmend wirken. Die zentrale Zone hat im gelben Fleck der menschlichen Netzhaut einen Durchmesser von etwa 20 µm. Daneben gibt es aber auch Neuronen, die ein zentrales hemmendes und ein peripheres erregendes rezeptives Feld besitzen.

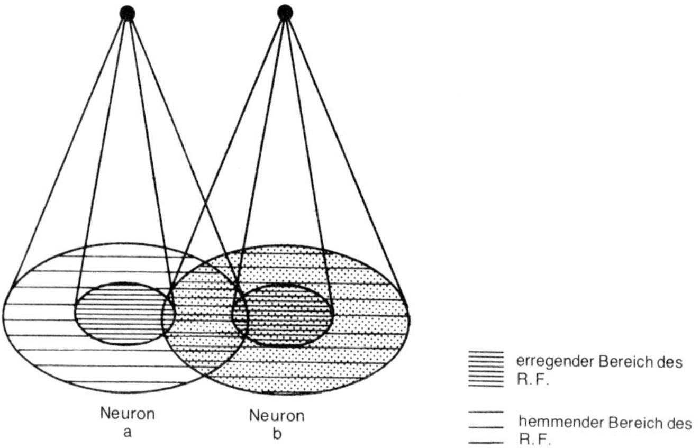

Bild 54: Zwei retinale Neurone mit ihren rezeptiven Feldern

Die *Untersuchung der rezeptiven Felder* führt man folgendermaßen durch: Man sticht entweder eine feine Kapillarelektrode in ein Neuron der Retina eines Versuchstieres (meist Katzen) ein oder man leitet von einer einzelnen Nervenfaser des optischen Nervs ab. Man findet, daß das Neuron in der unbelichteten Netzhaut eine spontane, niedrige Impulsfrequenz hat. Nun tastet man mit einem feinen Lichtpunkt die Retina ab und mißt jeweils das Entladungsmuster derselben Zelle. Befindet sich der Lichtpunkt im erregenden rezeptiven Feld des Neurons, so steigt dessen Impulsfrequenz an. Liegt der Lichtpunkt im hemmenden rezeptiven Feld, fällt die Impulsfrequenz unter den spontanen Wert. Außerhalb des rezeptiven Feldes erzeugt der Lichtpunkt keine Änderung der spontanen Impulsfrequenz. Auf diese Weise erhält man Form und Struktur des rezeptiven Feldes. Die rezeptiven Felder aller Netzhaut-Neuronen der Säugetiere sind etwa kreisrund. Sie haben immer einen erregenden und einen hemmenden Bereich. Bei einem Teil liegt der erregende, beim anderen Teil der hemmende Bereich innen.

Die Größe des zentralen Teils des rezeptiven Feldes ist von der Lichtintensität abhängig. Je geringer die Lichtintensität, desto größer ist es. Dadurch werden die Meldungen von mehr Sinneszellen auf das Neuron geleitet: die Lichtempfindlichkeit des Neurons steigt, allerdings auf Kosten der Sehschärfe. Der Vorgang trägt wesentlich zur Adaptation bei.

6.5.5 Nervenzellen im Gehirn

Die Axone der Neuronen der Netzhaut bilden den Sehnerv. Die Sehnerven der beiden Augen vereinigen sich hinter der Augenhöhle und überkreuzen sich teilweise. Dabei ziehen die Fasern aus den äußeren Netzhauthälften ungekreuzt weiter, während die Fasern der inneren, der Nase zugekehrten Netzhauthälften jeweils auf die andere Seite hinüberwechseln. Danach trennen sich die beiden Sehnerven wieder. Sie treten im Bereich des Zwischenhirns ins Gehirn ein. Bei den höheren Wirbeltieren ziehen von dort Nervenfasern zur Sehrinde im Hinterhauptlappen des Großhirns. In der Sehrinde besteht eine genaue Punkt-zu-Punkt-Verbindung zur Netzhaut. Allerdings nimmt die Projektion der Netzhautperipherie auf der Sehrinde nur einen kleinen Teil ein. Der größte Teil der Rindenfläche entfällt auf den gelben Fleck und seine unmittelbare Umgebung. Dabei entspricht einem Fleck von 5 μm Durchmesser auf der Netzhaut eine Großhirn-Rindenfläche von etwa 500 μm Durchmesser.

Man kann nun bei einzelnen Neuronen der Sehbahn die rezeptiven Felder mit der oben beschriebenen Technik untersuchen. Dabei stellt man fest, daß die rezeptiven Felder von Neuronen des Zwischenhirns ähnlich aussehen wie die der Neurone der Netzhaut. Die Zellen der Sehrinde dagegen haben nur noch selten runde, sondern im allgemeinen langgestreckte rezeptive Felder. Zum

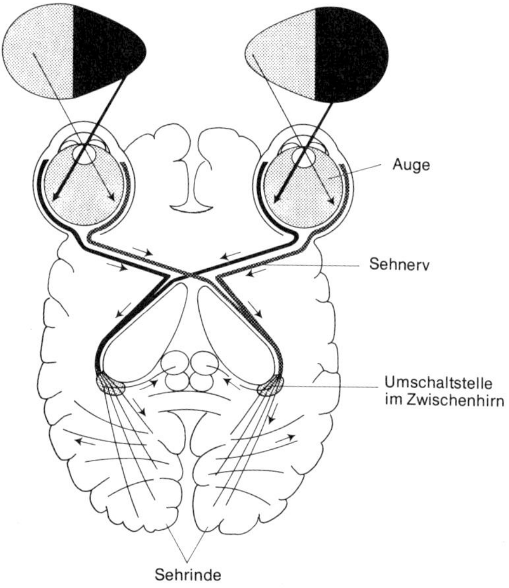

Bild 55: Verlauf der Sehbahnen im Gehirn

Teil sind die erregenden und hemmenden Zonen asymmetrisch verteilt (Bild 56). Ein Neuron spricht dann am stärksten an, wenn das erregende rezeptive Feld voll ausgeleuchtet ist, das hemmende aber dunkel bleibt. Deshalb reagieren die Neurone der Netzhaut, die ein erregendes Zentrum besitzen, am stärksten auf helle Punkte in dunklem Untergrund. Neurone der Netzhaut mit einem hemmenden Zentrum sprechen am besten an auf dunkle Punkte im hellen Grund.

Das Neuron der Sehrinde mit dem rezeptiven Feld a (Bild 56) spricht am stärksten an, wenn eine helle Linie genau durch das erregende Feld verläuft. Verläuft eine helle Linie an der gleichen Netzhautstelle wie gestrichelt in der Zeichnung, spricht das Neuron nur noch sehr schwach oder gar nicht mehr an, da der beleuchtete

Bereich des erregenden Feldes nur klein, der beleuchtete Bereich des hemmenden Feldes aber groß ist. Statt dieser Zelle spricht das Neuron mit dem rezeptiven Feld b, das an derselben Stelle der Retina liegen möge, maximal an. Das Neuron mit dem rezeptiven Feld c spricht maximal auf dunkle Linien, das mit dem Feld d auf Hell-Dunkel-Grenzen an. Neben den aufgezählten Neuronen gibt es noch andere Typen, auch solche, die nur auf bewegte, nicht aber auf ruhende Muster reagieren. Jeder Punkt des gelben Flecks ist durch eine Vielzahl von Neuronen z.B. des Types a/b repräsentiert. Bei jedem dieser Neurone liegt das erregende Feld in einem anderen Winkel zur Senkrechten. Fällt also eine helle Linie auf einen bestimmten Bezirk der Netzhaut, spricht nur ein Neuron maximal an, nämlich dasjenige, dessen erregendes Feld in der gleichen Richtung wie die helle Linie verläuft. Entsprechendes gilt auch für Neurone der Typen c und d. Jeder Punkt der Netzhaut ist also durch eine große Zahl von Neuronen mit jeweils spezifischen Ei-

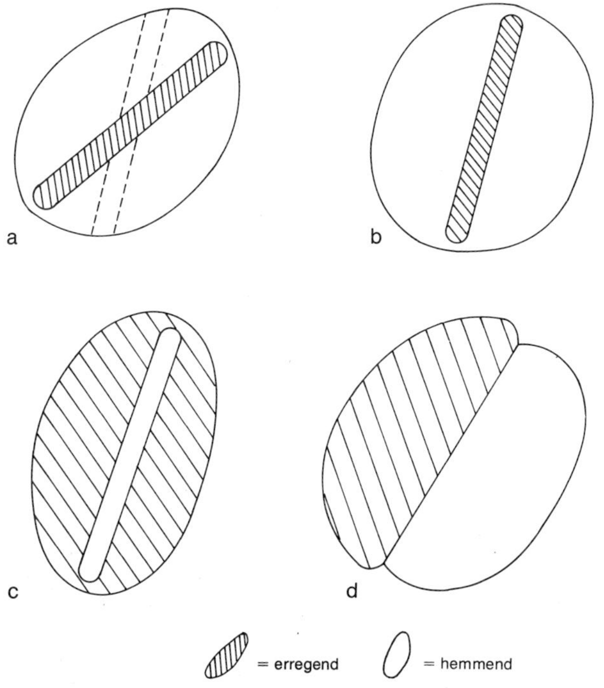

Bild 56. Die rezeptiven Felder von vier verschiedenen Neuronen der Sehrinde. Erklärung im Text

genschaften repräsentiert. Ein Bild auf der Netzhaut wird also nicht nur einfach auf die Sehrinde übertragen, sondern es werden gleichzeitig auch gewisse Eigenschaften dieses Bildes analysiert. Wie aber der eigentliche Erkennungsprozeß im Anschluß an diese Vorverarbeitung abläuft, ist noch völlig unbekannt.

6.5.6 Bewegungskonstanz der Gesichtswahrnehmung – Reafferenzprinzip

Die in den Abschnitten 6.5.3 bis 6.5.5 geschilderten Vorgänge wurden mit Hilfe der Methoden der objektiven Sinnesphysiologie gewonnen. Mit den Methoden der subjektiven Sinnesphysiologie kann man weitere Einflüsse auf die Sehempfindung erkennen. Dabei sollen zunächst nur die Einflüsse betrachtet werden, die bei einäugigem Sehen eine Rolle spielen.

Wenn wir den Kopf oder die Augen bewegen, verschiebt sich das Bild auf der Netzhaut. Trotzdem empfinden wir, daß die Umwelt stehen geblieben ist (Bewegungskonstanz der Gesichtswahrnehmung). Bewegt sich jedoch die Umwelt (wenn man z. B. vor einem anfahrenden Zug steht), haben wir die Empfindung »Umwelt bewegt sich«. Da in beiden Fällen eine Bewegung des Bildes auf der Netzhaut stattgefunden hat, kann man folgern, daß das Zentralnervensystem für die Empfindung »Umwelt bewegt sich« bzw. »Umwelt bewegt sich nicht« zusätzlich zu der Meldung über eine Bildverschiebung auf der Netzhaut Meldungen aus dem Körper verwendet, die eine aktive Bewegung anzeigen.

Woher kommt nun eine solche Meldung? Betrachten wir zunächst den – allerdings künstlichen – Fall, daß nur der Kopf bewegt wird, die Augen aber relativ zum Kopf still stehen. In diesem Fall ist die Bewegungskonstanz vorhanden, gleichgültig ob wir uns aktiv bewegen oder ob wir passiv (z. B. mit einem Fahrzeug) bewegt werden. Die gesuchte Meldung muß also von Sinnesorganen kommen, die Bewegungen des Kopfes anzeigen. Solche Sinnesorgane sind die Bogengänge (s. S. 106 ff.). Durch längeres Drehen um eine Achse kann man eine Dauerreizung der Bogengänge erzielen. Nach dem Anhalten der Drehung hat man den Eindruck, die Umwelt bewege sich, obwohl das Bild auf der Netzhaut still steht. Die Meldung der Bogengänge wird also für die Bildung der Empfindung »Umwelt bewegt sich« oder »Umwelt bleibt stehen« mit der Meldung der Bildverschiebung auf der Netzhaut verrechnet.

Der zweite Fall der Bewegungskonstanz tritt auf, wenn sich die Augen bei still stehendem Kopf bewegen. Hier haben wir nur dann den Eindruck »Umwelt bleibt stehen«, wenn wir die Augen aktiv bewegen. Bei passiver Bewegung der Augen mit dem Finger bewegt sich scheinbar die Umwelt. Sinnesorgane, die eine Bewegung des Auges messen, werden in beiden Fällen gleichartig erregt. Die entsprechende Meldung kann also nicht von ihnen kommen. Vielmehr muß man fordern, daß eine Kopie des Befehls, der die Augen zur Bewegung veranlaßt (Efferenzkopie), mit der Meldung über eine Bildverschiebung auf der Netzhaut verrechnet wird (Bild 57). Ein solches Wirkungsgefüge wird von dem *Reafferenzprinzip* gefordert.

Die geschilderten Fälle stellen nur einen Ausschnitt aus den bisher bekannten Einflüssen dar. Da beim Sehen Auswerteprozesse

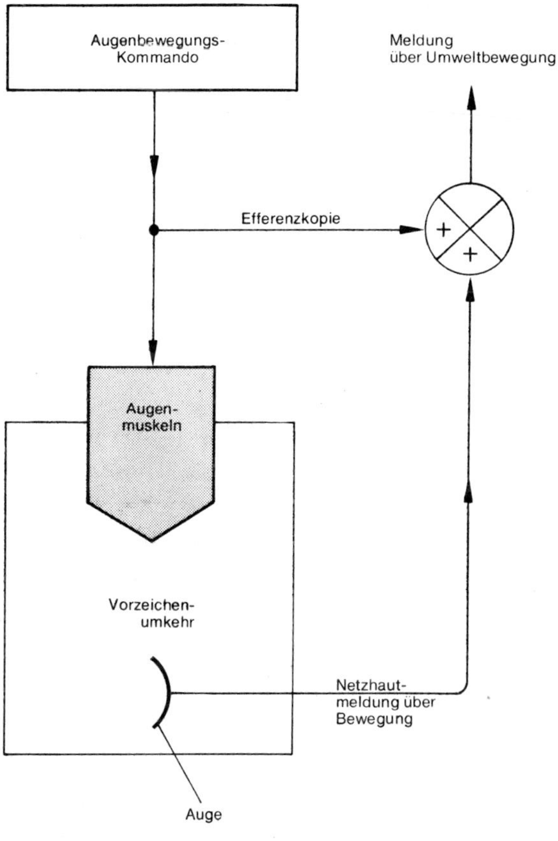

Bild 57: Wirkungsgefüge des Reafferenzprinzips

beteiligt sind, können bei bestimmten Bildern auch falsche Auswertungen die Folge sein. Man spricht dann von optischen Täuschungen. Oft treten optische Täuschungen bei Bildeindrücken von Gegenständen oder Zeichnungen auf, die der Mensch geschaffen hat und die in der Naturwirklichkeit nicht vorkommen. Solche Täuschungen konnten sich deshalb in der Evolution nicht nachteilig auswirken. In gewissen Fällen sind optische Täuschungen vorteilhaft für den Organismus, so wenn senkrechte Strecken größer geschätzt werden als gleich lange waagrechte Strecken. Das Überwinden von Höhenunterschieden (Springen, Fallen) ist für den Organismus gefährlicher als das Überwinden waagrechter Entfernungen.

6.5.7 Räumliches Sehen

Wir sehen einen Gegenstand, den wir mit beiden Augen betrachten, einfach, obwohl zwei etwas verschiedene Bilder entstehen. Das ist dadurch zu erklären, daß sich die Gesichtsfelder beider Augen weitgehend überdecken und die Augen so eingestellt werden, daß die Bilder auf einander entsprechende Netzhautstellen fallen. Solche Stellen sind der gelbe Fleck, aber auch alle Stellen, die in

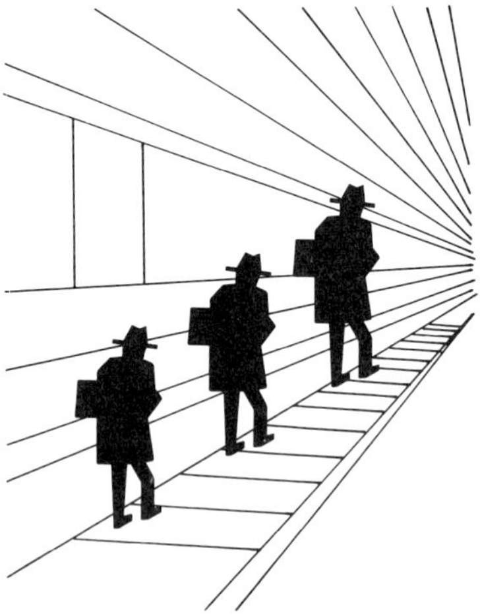

Bild 58: Durch die perspektivischen Linien entsteht der Eindruck eines räumlichen Bildes. Dadurch erscheint der »hintere« Mann größer, obwohl er in Wirklichkeit genau so groß ist wie der vordere. Es gelingt nicht, sich die drei Männer nebeneinander vorzustellen.

beiden Augen in derselben Richtung und Entfernung vom gelben Fleck liegen. Bilder dieser Art lösen in den Nervenzellen der Sehrinde des Gehirns eine einheitliche Empfindung aus. Entstehen die Bilder jedoch nicht auf Deckstellen der Netzhaut, dann werden zwei Bilder wahrgenommen. Mit dem zweiäugigen Sehen hängt das räumliche Sehen und die Tiefenwahrnehmung zusammen. Da das linke Auge den Gegenstand mehr von links, das rechte Auge ihn mehr von rechts sieht, entsprechen sich die beiden Bilder nicht völlig. Dieser Unterschied löst den Eindruck des Körperlichen aus. Der Unterschied zwischen dem Links- und Rechtsbild ist bei nahen Gegenständen größer als bei entfernten; wir lernen ihn beurteilen und danach die Entfernung der Gegenstände abschätzen. Zur Tiefenwahrnehmung ist also Sehen mit beiden Augen vorteilhaft.

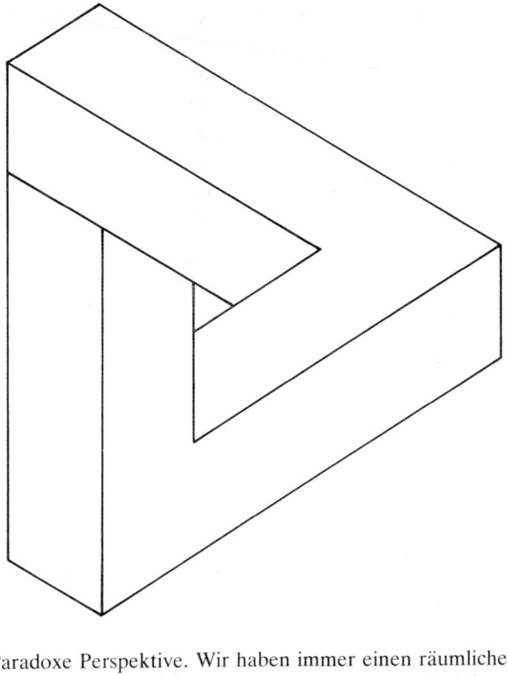

Bild 59: Paradoxe Perspektive. Wir haben immer einen räumlichen Eindruck, obwohl die Zeichnung nur als ebene Strichkombination sinnvoll ist.

Bei größeren Entfernungen wird das räumliche Sehen durch perspektivische Verzerrungen des gesehenen Gegenstandes hervorgerufen. Wir können eine perspektivische Zeichnung gar nicht anders als räumlich sehen. Das wird besonders deutlich bei scheinbar perspektivischen Zeichnungen, die aber nur als Strichkombination in der Ebene sinnvoll sind (paradoxe Perspektive, Bild 59). Auch eine Reihe anderer optischer Täuschungen beruht wahrscheinlich darauf, daß wir viele Zeichnungen unbewußt perspektivisch interpretieren (Bild 58). Manche Zeichnungen sind perspektivisch mehrdeutig. Dann springt ein Raumeindruck plötzlich in einen anderen um. Es ist kaum möglich, solche Zeichnungen nur als eine ebene Fläche zu sehen (Bild 60).

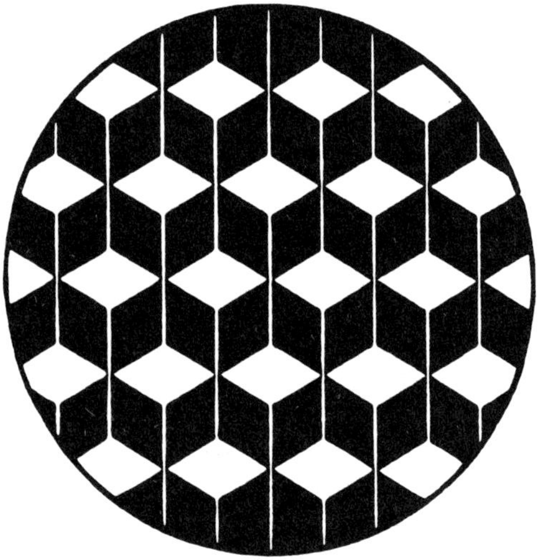

Bild 60: Man sieht die weißen Flächen entweder als Böden hängender Würfel oder als Deckel stehender Würfel. Das Ganze als flächenhaftes Muster zu sehen, ist sehr schwierig.

Aufgaben

1. Geht aus der hier vorliegenden anatomischen Beschreibung der Netzhaut eindeutig hervor, daß das Auflösungsvermögen im gelben Fleck größer ist als in anderen Bereichen der Netzhaut?

2. Was bewirkt die laterale Inhibition, wenn man auf dem Sinneszellenraster einen Intensitätssprung abbildet (wenn man also z. B. eine Hälfte eines Facettenauges fast abgedunkelt und nur die andere Hälfte belichtet)?

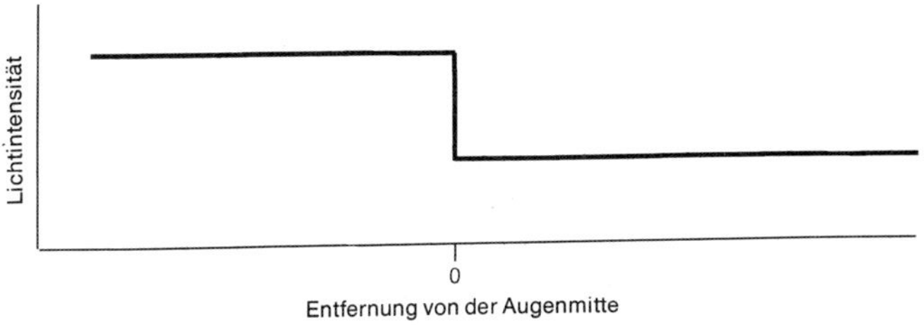

Zeichnen Sie ein entsprechendes qualitatives Schaubild (Ordinate = Frequenz der Aktionspotentiale im ableitenden Nerv).

3. Wenn Sie in der Figur von Bild 50 die hellen Straßen immer mehr verbreitern oder den Abstand Bild – Auge verringern, erscheinen die »Straßenmitten« dunkler als die »Straßenränder«. Erklären Sie das Phänomen mit lateraler Inhibition.

4. Wieso geht aus der optischen Täuschung von Bild 50 hervor, daß laterale Hemmwirkungen nicht nur zu den benachbarten Elementen auftreten, sondern auch über größere Entfernungen wirksam sind?

5. Wenn der Maler Farben auf seiner Palette mischt (subtraktive Farbmischung), entstehen andere Mischfarben als bei der additiven Farbmischung. So entsteht durch Mischen von Blau und Gelb Grün. Begründen Sie. (Notwendige Information: blaue Farben absorbieren alle langwelligen Strahlen bis zum Grün, gelbe Farben alle kurzwelligen bis zum Grün).

6. Welche Zapfensorte spricht an, wenn Licht von a) 500 nm Wellenlänge und b) von 550 nm Wellenlänge auf die Retina fällt?

7. Wie antworten die verschiedenen Zapfensorten

- *a. bei hellem,*
- *b. bei dunklem Licht von 500 nm Wellenlänge? Wie wird also die Farbe und wie die Intensität des Lichtes verschlüsselt?*

8. Wie kann man die spektrale Empfindlichkeit einer bestimmten Sinneszelle feststellen?

9. Warum ist folgender Schluß nicht richtig: »Ein bestimmtes Tier wurde darauf dressiert, sein Futter immer hinter einer blauen Türe zu suchen. Im Versuch waren eine blaue und eine graue Türe vorhanden. Das Tier ging durch die blaue Türe, gleichgültig auf welcher Seite sie sich befand. Das Tier kann Blau von Grau unterscheiden, sein Sehsystem ist also farbentüchtig.« Wie müßte man den Versuch anlegen, um zu einer sicheren Aussage zu gelangen?

10. Erklären Sie die Funktion der rot-grünen Brillen beim Betrachten scheinbar dreidimensionaler Bilder.

11. Wie viele Zapfensorten müssen mindestens ausfallen, damit totale Farbenblindheit eintritt?

12. Ist die Zahl der von uns wahrgenommenen Bildpunkte in der Fovea centralis größer, kleiner oder gleich der Zahl der in dieser Region vorkommenden Nervenzellen (nicht Sinneszellen) in der Retina?

13. Warum ist es kaum möglich, die Spitze eines senkrecht vor uns aufgestellten Bleistiftes von der Seite her mit dem Finger zu treffen, wenn ein Auge geschlossen ist?

14. Unter experimentellen Bedingungen ist es möglich, ein Auge an der Bewegung zu hindern. Welchen Eindruck müßte die Versuchsperson haben, wenn sie das Auge bewegen will, es wegen der Behinderung aber nicht bewegen kann (s. Bild 57)?

15. Versuchen Sie folgende optische Täuschungen mit einer falschen perspektivischen Deutung durch unser Sehsystem zu erklären:

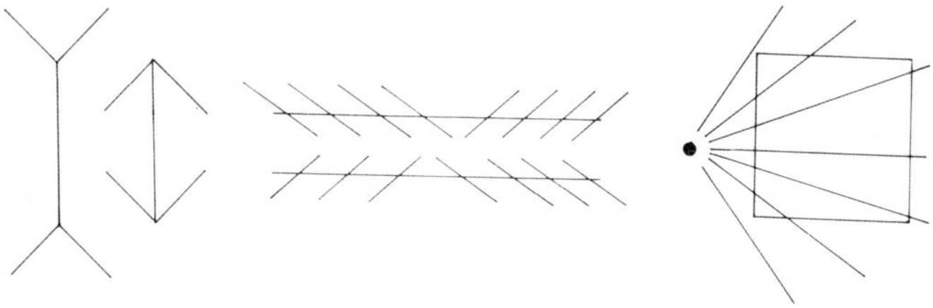

Welchen Grad der Sicherheit haben Ihre Aussagen?

16. Ein Neuron in der Retina habe ein zentrales erregendes rezeptives Feld von 20 μm Durchmesser und ein größeres, darum herum liegendes hemmendes Feld. Welcher Reiz gibt eine maximale Erregung dieses Neurons? Prüfen Sie in Gedanken Lichtflecke verschiedener Größe und Intensität als mögliche Reize. Welcher Reiz erregt ein retinales Neuron maximal, das ein zentrales hemmendes rezeptives Feld mit umgebendem erregendem Feld besitzt?

17. Inwieweit unterscheidet sich das in Bild 54 angedeutete Schema von dem Schema der lateralen Inhibition (Bild 48)?

7. Mechanische Sinne

Die Sinnesorgane der mechanischen Sinne sprechen auf Kräfte an, welche die reizaufnehmenden Teile der Sinneszellen verformen. Beim Tasten werden Druck- und Zugreize aufgenommen. Der Schweresinn vermittelt die Lage des Körpers im Raum und der Drehsinn Bewegungen des Körpers. Der Gehörsinn verarbeitet durch Schallschwingungen ausgelöste Reize. Spannungssinnesorgane in Muskeln, Sehnen und Gelenken unterrichten über die Stellung der Gliedmaßen. Sinnesorgane, die auf körpereigene Reize ansprechen, heißen **propriorezeptive Organe**.

7.1 Der Stellungssinn

In den Skelettmuskeln der Wirbeltiere findet man Sinnesorgane, die sogenannten **Muskelspindeln**. Eine Muskelspindel enthält einige Muskelfasern, die dünner und kürzer als die üblichen Muskelfasern sind. Ihre bindegewebige Hülle ist mit den üblichen Muskelfasern verbunden. Die Mitte der Muskelfasern innerhalb der Spindel wird von den Endverzweigungen einer einzigen sensiblen Nervenfaser umschlungen. Die Nervenfaser spricht auf die Spannung des mittleren Teils der Muskelfasern der Spindel an.

Die Muskelspindeln sind parallel zu den Muskelfasern des restlichen Muskels angeordnet. Deshalb führt eine Erschlaffung, d.h. Verlängerung des Gesamtmuskels zu einer Verlängerung der Muskelspindel. Dadurch erhöht sich die Spannung des mittleren Teils der innerhalb der Muskelspindel liegenden Muskelfäserchen.

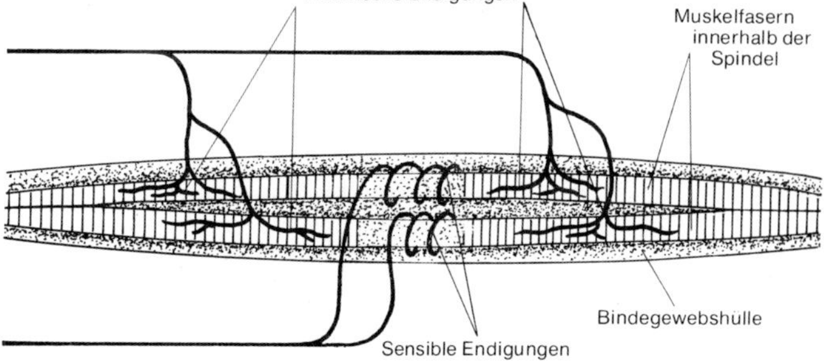

Bild 61: Muskelspindel, stark verkürzt, schematisch

Das führt zur Erregung der sensiblen Endigungen. Dabei ist die Impulsfrequenz in der ableitenden Nervenfaser proportional zur Länge der Muskelspindel. Die Muskelspindel mißt also die Länge des Muskels. Der adäquate Reiz für die ganze Muskelspindel ist demnach die Länge, der adäquate Reiz für die sensiblen Endigungen aber die Spannung. Der für das ganze Sinnesorgan adäquate Reiz fällt also nicht mit dem für die Sinneszellen adäquaten Reiz zusammen, sondern muß durch Zusatzeinrichtungen erst in diesen umgewandelt werden. Diese Tatsache finden wir häufig bei mechanischen Sinnesorganen.

Die Erregung, die von den sensiblen Endigungen kommt, läuft über sensible, d.h. von Sinnesorganen kommende Nervenfasern zum Rückenmark. Sie erregt dort α-Motoneurone. α-Motoneurone heißen die Motoneurone, die die normalen Muskelfasern innervieren. Die nun über deren Axone laufende Erregung veranlaßt den Muskel zur Kontraktion. Je höher die Frequenz der Aktionspotentiale, desto stärker kontrahiert sich der Muskel. Je mehr also der Muskel vom ursprünglichen Zustand aus gedehnt wird, desto höher ist die dadurch hervorgerufene Gegenkraft. Auf diese Weise wird die Muskellänge konstant gehalten (die Muskellänge wird durch einen Regelkreis geregelt).

Die Muskelfasern im Innern der Muskelspindel werden von γ-Motoneuronen innerviert. Erzeugen höhere Nervenzentren eine Erregung der γ-Motoneurone, veranlassen diese die Muskelfasern der Spindel zur Kontraktion. Dann werden ebenfalls die sensiblen Endigungen erregt. Der Gesamtmuskel kontrahiert sich dann so weit, bis die sensiblen Endigungen wieder die normale Spannung melden. Eine Kontraktion der Spindelmuskelfasern zieht deshalb eine Kontraktion des Gesamtmuskels nach sich. In diesem Regelkreis wird also eine Veränderung des Sollwerts (Kontraktionszustand des Muskels) durch Veränderungen im Sinnesorgan (Muskelspindel) erzielt. Die Muskelspindeln sind damit zugleich Fühler und Regler im Regelkreis.

Der Erregungszustand einer motorischen Nervenzelle im Rükkenmark wird nicht nur von den Meldungen der zugehörigen Muskelspindeln beeinflußt. Diese anderen Einflüsse werden im Zusammenhang mit der Arbeitsweise des Rückenmarks erläutert (s. S. 144ff.). Der oben besprochene Regelkreis ist also nur ein Ausschnitt aus dem Gesamtsystem. Er darf nur dann isoliert betrachtet werden, wenn die anderen Einflüsse konstant gehalten werden.

Die Muskelspindeln messen direkt die Länge eines bestimmten Muskels. Da die Stellung eines Gelenkes von der Länge der daran angreifenden Muskeln bestimmt wird, messen sie indirekt auch die Gelenkstellung. Es gibt aber auch **Sinnesorgane in den Gelenkkapseln** selbst. Sie sind ähnlich wie Tastsinnesorgane gebaut. Sie reagieren phasisch-tonisch auf eine Änderung der Gelenkstellung. Die Höhe des phasischen Anteils zeigt dabei die Geschwindigkeit der Bewegung, die Höhe des tonischen Anteils (die spike-Frequenz nach erfolgter Adaptation) die erreichte Gelenkstellung an.

Bei Wirbellosen gibt es sehr unterschiedlich gebaute Stellungssinnesorgane. Eines der am besten untersuchten Sinnesorgane ist der **Streckrezeptor**, der die Stellung der Hinterleibssegmente bei Krebsen mißt (Bild 62). Er besteht aus einer großen Sinneszelle, die den Dehnungszustand einer dünnen Muskelfaser registriert.

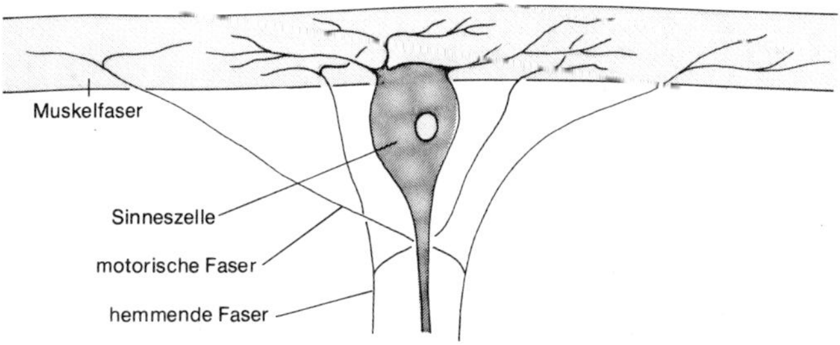

Bild 62: Streckrezeptor eines Krebses, vereinfacht

Die Muskelfaser ist von einer eigenen Nervenfaser versorgt. Die Erregung der Sinneszelle kann außerdem von einer hemmenden Nervenfaser unterdrückt werden. Die Tatsache, daß hemmende Axone in die Tätigkeit von Sinneszellen eingreifen, ist keine Besonderheit dieses Sinnesorgans, sondern kommt auch sonst vor.

Aufgaben

1. Wie erfolgt eine Änderung des Sollwerts im Muskelspindelregelkreis?

2. Führt eine Kontraktion des Gesamtmuskels zu einer Erhöhung oder einer Erniedrigung der Spikefrequenz der sensiblen Muskelspindelfasern?

3. Können die Muskelspindeln die Spannung des Muskels messen?

4. Erklären Sie den Kniesehnenreflex (s. S. 1) mit den hier geschilderten Tatsachen.

5. In jedem Regelkreis wird einmal das Vorzeichen gewechselt (durch ⊗ symbolisiert). Im Muskelspindelregelkreis erregen die Spindeln die sensiblen Nervenfasern. Diese erregen die motorischen Nervenzellen (Motoneurone) und damit die motorischen Nervenfasern, die ihrerseits den Muskel erregen. Die einzelnen Teile erregen sich also nur gegenseitig. Anscheinend unterbleibt eine Vorzeichenumkehr. Tritt hier ein Widerspruch zur allgemeinen Darstellung des Regelkreises auf?

6. Vergleichen Sie den Streckrezeptor eines Krebses mit der Muskelspindel.

7.2 Der Tastsinn

Der Tastsinn ist wohl der verbreitetste Sinn, der keinem Tier fehlt. Er unterrichtet es als Nahsinn über Gegenstände, mit welchen es in Berührung kommt. Am besten ist der Tastsinn beim Menschen untersucht. Durch ihn empfinden wir Berührungen und gewinnen zusammen mit dem Muskelsinn Vorstellungen von der Beschaffenheit betasteter Gegenstände. Auf der Fähigkeit, mehrere gleichzeitige Berührungsreize lokalisieren zu können, beruht die Blindenschrift.

Sowohl in der behaarten wie in der unbehaarten Haut kann man funktionell drei verschiedene Typen von Tastsinnesorganen unter-

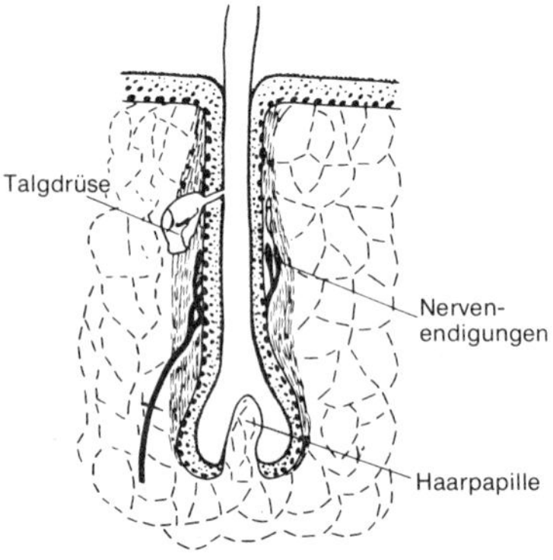

Tasthaar

(Geschwindigkeits-
detektor)

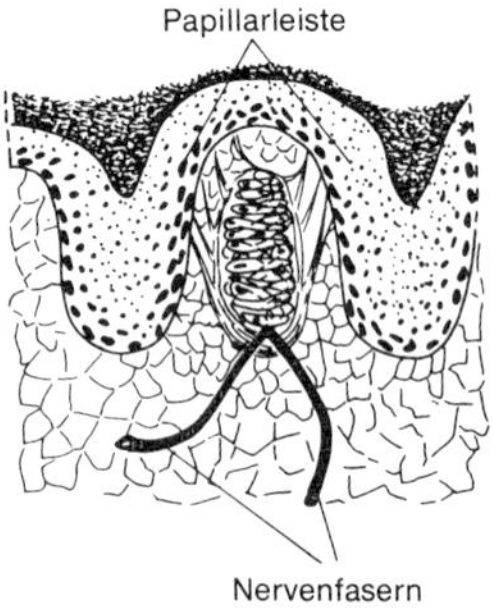

Meissnersches Körperchen

(Geschwindigkeits-
detektor)

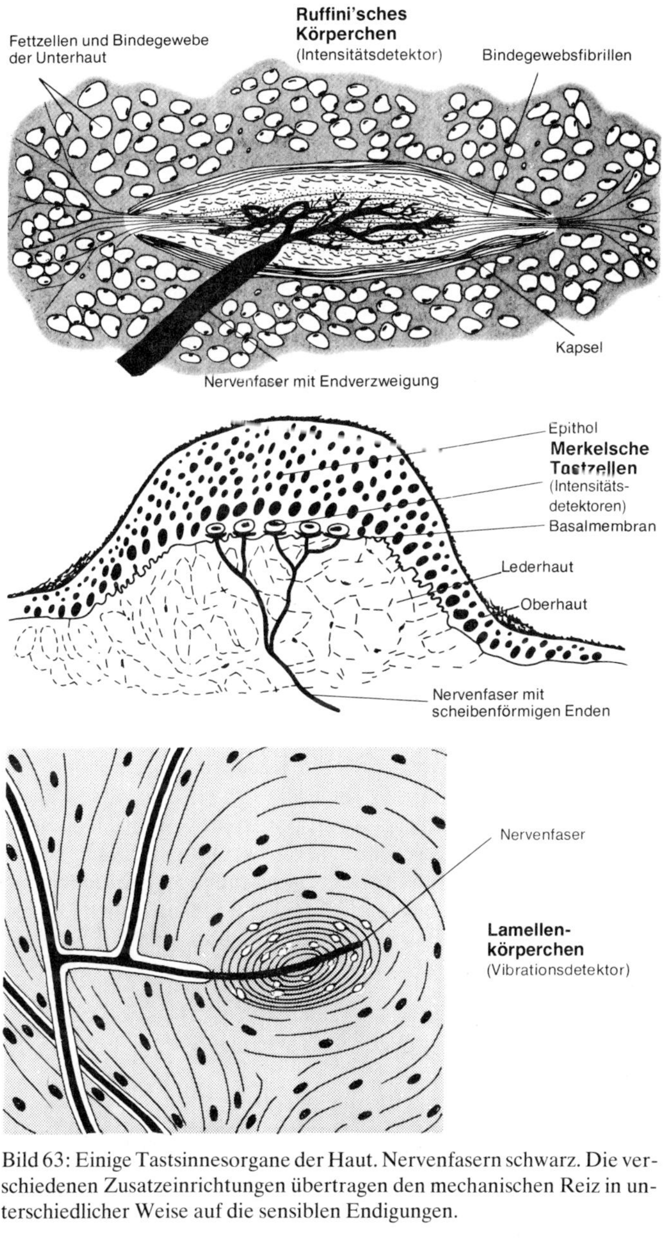

Bild 63: Einige Tastsinnesorgane der Haut. Nervenfasern schwarz. Die verschiedenen Zusatzeinrichtungen übertragen den mechanischen Reiz in unterschiedlicher Weise auf die sensiblen Endigungen.

scheiden: (1) Phasisch-tonische Rezeptoren. Sie zeigen die Stärke und die Dauer eines Tastreizes an (Intensitätsdetektoren). (2) Phasische Rezeptoren. Sie messen die Geschwindigkeit der Verformung der Haut (Geschwindigkeitsdetektoren). (3) Phasische Rezeptoren mit sehr schneller Adaptation. Sie sprechen auf eine schnelle Deformation der Haut nur mit einem einzigen Aktionspotential an. Sie reagieren vor allem auf Vibrationen (Vibrationsdetektoren).

Die Struktur der einzelnen Rezeptoren kann sehr unterschiedlich sein. Beispiele sind in Bild 63 zu finden.

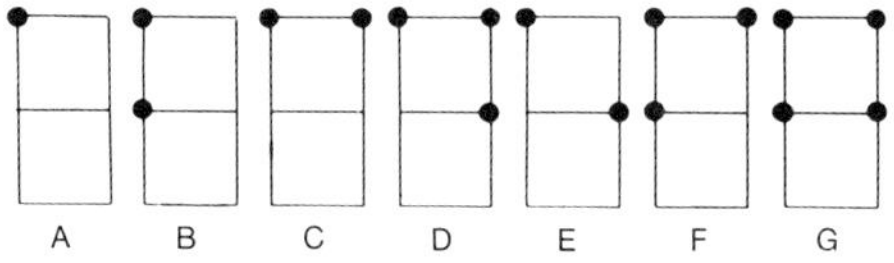

Bild 64: Das Punktsystem der Blindenschrift. Die dicken Punkte ragen als Höcker über die Papierfläche hinaus.

Die Meldungen der Tastsinnesorgane der Haut werden über sensible Nervenfasern zunächst zum Rückenmark und von da zum Gehirn geleitet. Ein bestimmtes Neuron z.B. im Zwischenhirn empfängt dabei Meldungen von mehreren Sinneszellen. Umgekehrt gehen aber von einer Sinneszelle Erregungen an mehrere Neurone im Zwischenhirn. Die Neurone des Zwischenhirns, die für die Verarbeitung von Tastreizen verantwortlich sind, besitzen also rezeptive Felder auf der Haut, die sich teilweise überschneiden. Bei Katzen hat man die Aktionspotentiale von einzelnen Neuronen aus dem für die Tastwahrnehmung verantwortlichen Teil des Zwischenhirns abgeleitet. Es zeigte sich, daß jedes Neuron ein rezeptives Feld an einer bestimmten Stelle der Haut besitzt. Die rezeptiven Felder werden um so kleiner, je weiter zehenwärts sie auf

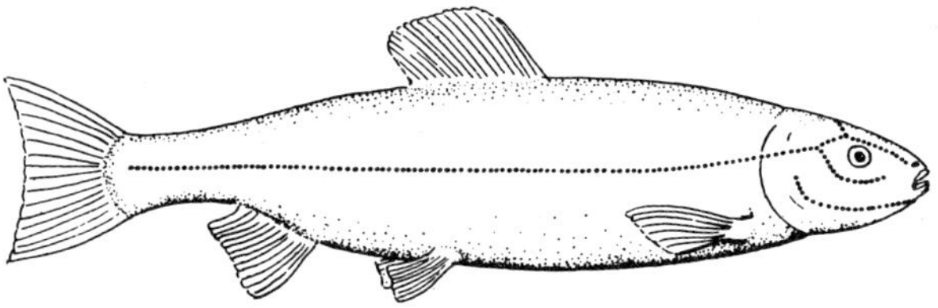

Bild 65: Verlauf der Seitenlinie bei einem Fisch

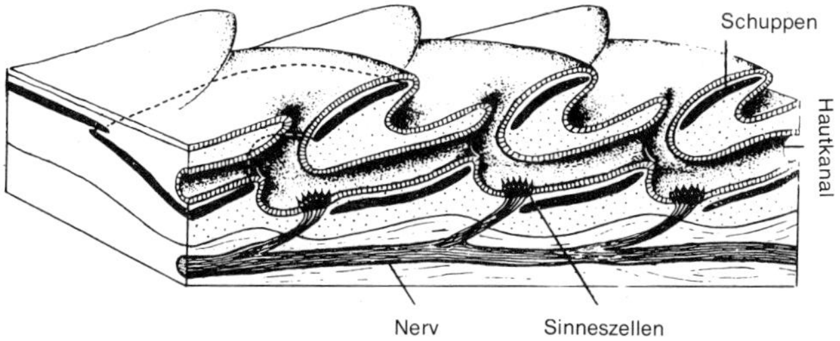

Bild 66: Längsschnitt durch das Seitenlinienorgan eines Fisches, vereinfacht

der Extremität liegen. Dieser Befund deutet die Tatsache, daß die räumliche Auflösung für Tastreize in Richtung der Finger- und Zehenspitzen zunimmt.

Wenn man einen Vibrator auf die Haut aufsetzt, erkennt man, daß Sinnesorgane in der Haut auch vibrationsempfindlich sind. Setzt man einen schwachen Vibrator auf die Haut auf, spürt man die Vibration nur in einem kleinen Bereich. Man kann sich aber durch Betasten davon überzeugen, daß die Haut auch außerhalb des Empfindungsbereiches vibriert. Setzt man neben den schwachen Vibrator noch einen starken auf die Haut, spürt man nur dort eine Vibration, wo die stärkere Reizung erfolgt (gegenseitige Hemmung). Die bereits bei der Lichtwahrnehmung beschriebene gegenseitige Hemmung spielt also auch beim Tasten eine wesentliche Rolle.

Bei Fischen ist ein Ferntastsinn vorhanden. Seine Organe liegen in Hautkanälchen unter den Schuppen. Die Hautkanälchen beginnen am Kopf und setzen sich als Seitenlinie am Rumpf fort. Im Innern des schleimerfüllten Kanals sind Sinneszellen, deren Fortsätze in den Schleim hineinragen. Durch Poren der Schuppen steht der Kanal mit dem umgebenden Wasser in Verbindung. Diese *Seitenlinienorgane* reagieren auf den Staudruck des Wassers. Bewegt sich der Fisch – oder das Wasser –, so verschiebt der Strömungsdruck den Schleim im Kanal. Dadurch werden die Sinneszellen gereizt. Dieser Reiz unterrichtet den Fisch über Richtung und Geschwindigkeit des an ihm vorbeiströmenden Wassers. Auch hier wird der für das ganze Organ adäquate Reiz durch die Anordnung der Kanälchen in den für die Sinneszellen adäquaten Reiz umgewandelt.

Aufgaben

1. Warum müssen die Buchstaben der Blindenschrift größer sein als normale Druckbuchstaben?

2. In der Blindenschrift besteht ein Buchstabe aus sechs Punkten (je zwei Punkte in drei Reihen untereinander). An einem solchen Punkt kann entweder ein Höcker über die Papierfläche hinausstehen oder das Papier kann an dieser Stelle keinen Höcker aufweisen (Bild 64). Die einzelnen Buchstaben und Zahlen werden nun durch verschiedene Kombinationen solcher Höcker dargestellt. Wäre eine Blindenschrift auch bei Verwendung von nur vier Punkten denkbar?

3. Welche Informationen über seine Umgebung kann ein Fisch von seinen Seitenlinienorganen erhalten?

4. Der adäquate Reiz für die Sinneszellen der Seitenlinienorgane ist die Abbiegung der Sinneshaare. Dabei kann der Grad der Abbiegung und die Richtung vom ganzen Sinneszellenpolster gemessen werden. Wie könnte diese Leistung erbracht werden? Geben Sie zwei denkbare Alternativen an.

7.3 Der Raumlagesinn

Die Schwerkraft unterscheidet sich von anderen Reizen dadurch, daß ihre Stärke und Richtung konstant ist. Diese Konstanz macht die Erdschwere zu einer idealen Bezugsgröße, auf die Organismen ihre Lage im Raum beziehen können. Deshalb spielt die Bestimmung der Winkel, welche die Körperachsen mit dem Schwerelot bilden, besonders bei Tieren, die häufig labile Körperhaltungen einnehmen, eine große Rolle. Das Erfassen der Schwerkraftrichtung dient aber nicht nur zur Aufrechterhaltung einer bestimmten Körperstellung, sondern ist zugleich eine Orientierungshilfe bei der Fortbewegung.

Schweresinnesorgane sind meistens als **Statozysten** ausgebildet. Ein schwerer Körper (*Statolith*) liegt einem Polster von Sinneszellen auf, wie das die Bilder 67 und 68 zeigen.

Die Schweresinnesorgane der Wirbeltiere bestehen aus einem mit Flüssigkeit gefüllten Hohlraum, welcher sich durch eine Einschnürung in ein oberes Bläschen (Utriculus) und ein unteres Bläschen (Sacculus) teilt. Am oberen Bläschen entspringen bei den Wirbeltieren drei halbkreisförmige, in das Bläschen zurücklaufende Kanäle. Von dem unteren Bläschen zweigt sich von den Lurchen an das Hörorgan ab. Die ganze Einrichtung hat schon GALEN, ein griechischer Arzt, *Labyrinth* genannt.

Die beiden Bläschen, vor allem das untere, wirken als Schweresinnesorgan. Jedes trägt am Boden einen Besatz von Sinneszellen, auf deren Haaren beim Menschen zahlreiche winzige Kalkkörperchen (0,002-0,005 mm Durchmesser) liegen. Die Kalkkörperchen sind durch eine Gallertmasse untereinander und mit den Sinneshaaren verklebt. Als Statolith wirkt hier die Gallertmasse mit den eingelagerten Kalkkörperchen.

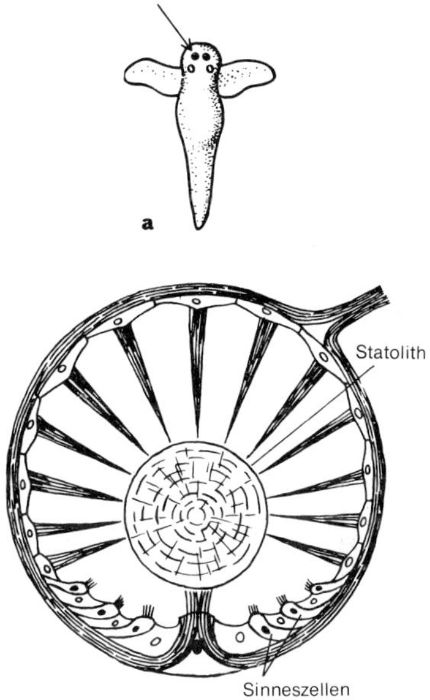

Bild 67: Schweresinnesorgan einer Schwimmschnecke. a Lage, b Bau

Beim Flußkrebs befindet sich die Statozyste als offenes Bläschen jeweils am Grund des ersten Fühlerpaars. Beim Häuten wird ihre Auskleidung samt den als Statolithen dienenden Sandkörnchen regelmäßig abgestoßen. Als Ersatz nimmt der Krebs mit seinen Scheren Sandkörnchen auf und führt sie in das Bläschen ein. Ein Krebs, den man vor der Häutung in ein Gefäß brachte, dessen Boden mit Eisenfeilspänen bestreut war, benutzte diese anstelle von Sandkörnchen als Statolithen. Als man nun dem frei im Wasser schwimmenden Krebs einen Magneten auf den Rücken hielt, drehte er sich sofort um und schwamm so lange in Rückenlage, wie die Wirkung des Magneten anhielt.

Wie arbeitet eine Statozyste? Bei den gut untersuchten Statozysten der Krebse und Wirbeltiere sind der Statolith oder die in Gallerte eingeschlossenen Kalkkörnchen fest mit den Sinneshaaren verbunden. Die Statolithenmasse läßt sich nur parallel zur Oberfläche des Sinnesepithels bewegen. Dabei werden die Sinneshaare gebogen. Diese Biegung (und nicht der Druck des Statolithen auf das Sinnespolster) scheint also den Reiz für die Sinneszellen zu liefern. Der Beweis für diese Annahme ist nachfolgend ausgeführt. Die Ausführungen zeigen gleichzeitig, wie man mit kybernetischen Methoden Probleme lösen kann.

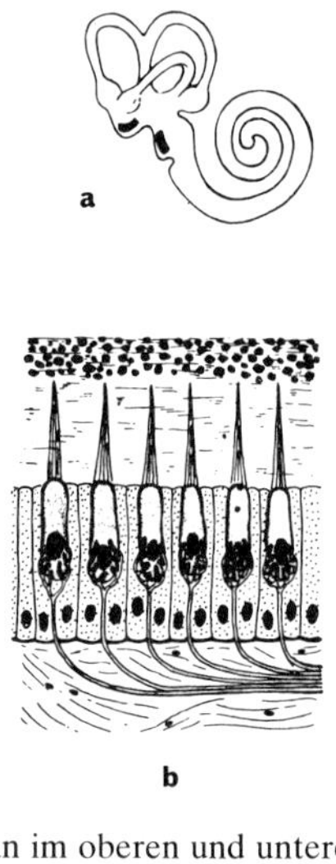

Bild 68: Lagesinnesorgan im oberen und unteren Bläschen des menschlichen Labyrinths, a Lage des Organs, b das Organ in Normallage. Erklärung im Text

Die Raumlage des Körpers der meisten Fische wird von zwei Regelkreisen stabilisiert. Die Fühler des einen sind die Statozysten. Die Fühler des anderen Regelkreises sind die Augen, welche die Einfallsrichtung des Lichtes messen. Im natürlichen Lebensraum der Fische kommt das Licht immer von oben. Daher kann ein Regelkreis, der bewirkt, daß die Fische immer den Rücken zum Licht einstellen, die Raumlage stabilisieren. Hier begegnet uns der recht häufige Fall, daß ein und dieselbe Größe (die Körperhaltung des Fisches) Regelgröße in zwei Regelkreisen ist. Man spricht in diesem Fall von vermaschten Regelkreisen (Bild 69).

In Regelkreisen unterscheidet man mehrere Arten von Reglern. In Organismen tritt der P-Regler (Proportionalregler) am häufigsten auf. Bei ihm ist die Stellgröße eine Funktion der Regelabweichung, d.h. der Differenz aus Sollwert und Istwert. Je größer also die Regelabweichung ist, desto intensiver ist die Tätigkeit des Stellgliedes, um den Sollwert wieder zu erreichen. Allerdings bleibt beim P-Regler immer eine der Störung proportionale Abweichung vom Sollwert bestehen. Solche P-Regler, das sei vorweggenommen, liegen in den beiden hier besprochenen Regelkreisen vor.

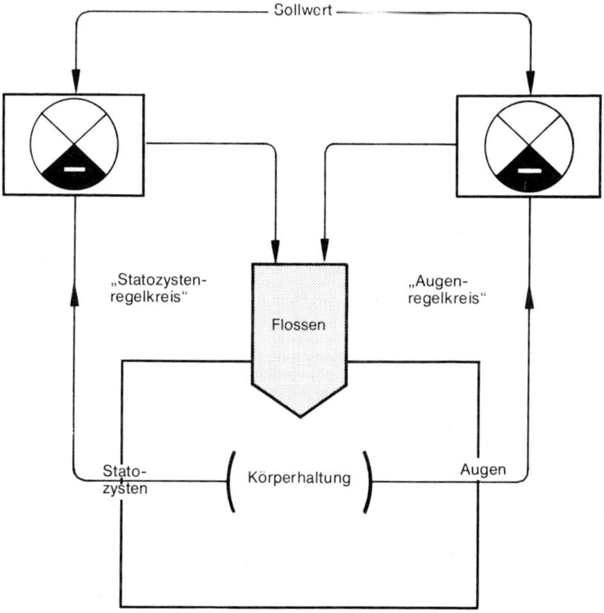

Bild 69: Vereinfachtes Schema der beiden vermaschten Regelkreise, welche die Körperhaltung eines Fisches stabilisieren.

Der Istwert wird im »Statozystenregelkreis« durch die Statozysten gemessen. Eingangs wurde angenommen, daß die Biegung der Sinneshaare der eigentliche Reiz für die Sinneszellen ist. Diese

Biegung wird verursacht durch eine Kraft K parallel zur Oberfläche des Sinnesepithels. Sie ist

$$K = m \cdot g \cdot \sin \alpha$$

(m = Statolithenmasse, g = Erdbeschleunigung, α = Winkel zwischen Statozystenhochachse und Schwerelot, s. Bild 70 a, sowie auch Winkel zwischen Körperhochachse des Tieres und Schwere-

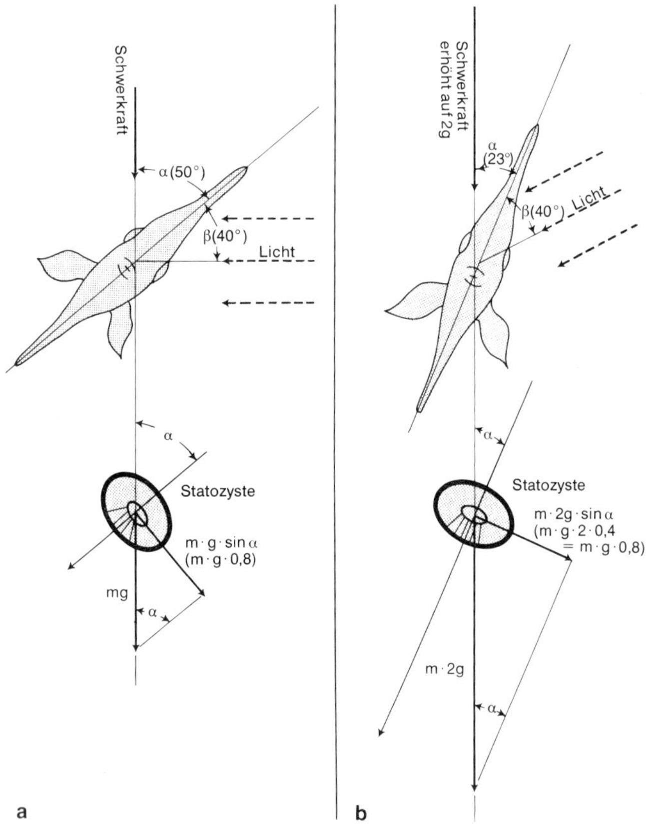

Bild 70: Arbeitsweise der Statozyste eines Fisches. a) Körperhaltung eines Fisches (von vorn gesehen) bei seitlicher Beleuchtung (oben) und die am Statolithen angreifenden Kräfte (unten). b) Derselbe Fisch unter Einwirkung der doppelten Schwerkraft. Zwischen a und b wurde die Einfallsrichtung des Lichts so lange verändert, bis β wieder 40 ° betrug. In beiden Fällen ist dann auch die Kraft parallel zur Statozystenoberfläche gleich.

lot). Wenn der Grad der Abbiegung der Sinneshaare ein Maß für den Winkel α (= Differenz von Sollwert und Istwert) wäre, müßte auch die Stellgröße im »Statozystenregelkreis« proportional zu $m \cdot g \cdot \sin \alpha$ sein, da hier ein P-Regler vorliegt. Wäre jedoch der je nach Raumlage unterschiedliche Druck auf die einzelnen Sinneszellen ein Maß für den Winkel α, würde ein anderer Funktionszusammenhang zwischen α und der Stellgröße bestehen. Man muß deshalb beweisen, daß die Stellgröße proportional zu $m \cdot g \cdot \sin \alpha$ ist.

Um ein solches Experiment ausführen zu können, beleuchtete v. HOLST den Fisch von der Seite. Der Fisch stellt sich unter diesen Bedingungen in eine Resultierende zwischen Schwerelot und Einfallsrichtung des Lichtes ein (Bild 70). Bei dieser Körperhaltung weicht in jedem der beiden Regelkreise der Istwert vom Sollwert ab. Sowohl im »Statozystenregelkreis« wie im »Augenregelkreis« tritt also eine von Null verschiedene Stellgröße auf. Wenn sich das Tier in Ruhe befindet, müssen sich die beiden Stellgrößen gegenseitig aufheben. Die Stellgröße ist in beiden Regelkreisen eine Funktion der Differenz von Sollwert und Istwert. Diese Differenz wird im Statozystenregelkreis als Winkel α, im Augenregelkreis als Winkel β gemessen.

Ist die Biegung der Sinneshaare ein Maß für den Winkel α, so müßte ein konstantes Produkt $m \cdot g \cdot \sin \alpha$ immer die gleiche Stellgröße liefern, auch wenn man im Experiment den einen der Faktoren, z.B. g größer und zum Ausgleich dazu einen der anderen Faktoren, z.B. $\sin \alpha$ entsprechend kleiner machen würde. Um g verändern zu können, bringt man das Tier in eine Zentrifuge, ersetzt also die Erdbeschleunigung g durch die Zentrifugalbeschleunigung b. Da man nicht weiß, in welcher Weise die Stellgröße im »Augenregelkreis« von β abhängt, muß man bei den Versuchen den Winkel β konstant halten. Bleibt β konstant, ist auch die Stellgröße im »Augenregelkreis« konstant. Erhöht man die Zentrifugalbeschleunigung b bei gleichbleibendem Lichteinfallswinkel, so steigt die Stellgröße im »Statozystenregelkreis« an. Dadurch wird α kleiner und β größer. Nun verändert man die Lichteinfallsrichtung in der Zentrifuge so lange, bis der Winkel β und damit auch die Stellgröße im Augenregelkreis wieder ihren ursprünglichen Wert haben. Damit hat auch die Stellgröße im Statozystenregelkreis wieder ihren ursprünglichen Wert. Dann mißt man den Winkel α. Denselben Versuch macht man bei verschiedenen Zentrifugalbeschleunigungen b. Bei konstantem β und damit konstanten Stellgrößen war bei allen untersuchten Zentrifugalbeschleunigungen der Wert des Produktes $b \cdot \sin \alpha$ immer gleich groß und so groß wie $g \cdot \sin \alpha$ unter normalen Bedingungen. Für einen bestimmten Wert von $m \cdot b \cdot \sin \alpha$ hat also die Stellgröße des »Statozystenregelkreises« immer den gleichen Wert. Die Stellgröße im »Statozystenregelkreis« wird also durch die Kraft parallel zur Statozystenoberfläche bestimmt.

Aufgaben

1. Warum muß die Masse des Statolithen in einem Tier über längere Zeit konstant gehalten werden?

2. Warum muß im oben geschilderten Versuch der Winkel β konstant gehalten werden?

3. Es gibt Schweresinnesorgane, deren Statozystenoberfläche nicht wie normal horizontal liegt, sondern senkrecht steht. Wie hängt bei diesen Sinnesorganen die Kraft parallel zur Statozystenoberfläche und damit die Abbiegung der Sinneshaare vom Winkel α ab?

4. Die Sinneszellen eines Schweresinnesorgans sind untereinander gleich. Welche elektrischen Erscheinungen kann man wohl in einer ableitenden Nervenfaser beobachten a) bei horizontal liegender Statozystenoberfläche, b) bei Neigung in der einen und in der anderen Richtung?

5. Welche zusätzlichen Informationen muß unser Gehirn besitzen, um aus der Meldung der Schweresinnesorgane auf die Stellung des Körpers (nicht des Kopfes) zu schließen?

6. Was ist der Organ-adäquate und was der Sinneszellen-adäquate Reiz bei einer Statozyste?

7.4 Der Drehsinn

Die mit Flüssigkeit gefüllten **Bogengänge** der Wirbeltiere sind ein Drehsinnesorgan. Sie sind so nach den drei Richtungen des Raumes angeordnet, daß sie senkrecht aufeinander stehen. Auch die einander entsprechenden senkrechten Bogengänge im linken und rechten Labyrinth stehen zueinander senkrecht. Jeder Bogengang weist nahe der Einmündung in den Utriculus eine Anschwellung auf. Der Boden dieser Anschwellung ist mit Sinneszellen besetzt, deren Sinneshaare in eine Gallertzunge (*Cupula*) eingebettet sind. Die Cupula ragt in die Flüssigkeit im Innern der Erweiterung hinein. Die Wirkungsweise der Bogengänge beruht auf dem Beharrungsvermögen dieser Flüssigkeit. Dreht man beispielsweise den

Kopf nach rechts, dann verharrt die Flüssigkeit in den waagrechten Bogengängen infolge ihrer Trägheit zunächst an ihrer Stelle, während die Wandung der Bogengänge bewegt wird. Dadurch werden die Cupula und die darin eingebetteten Sinneshaare abgebogen.

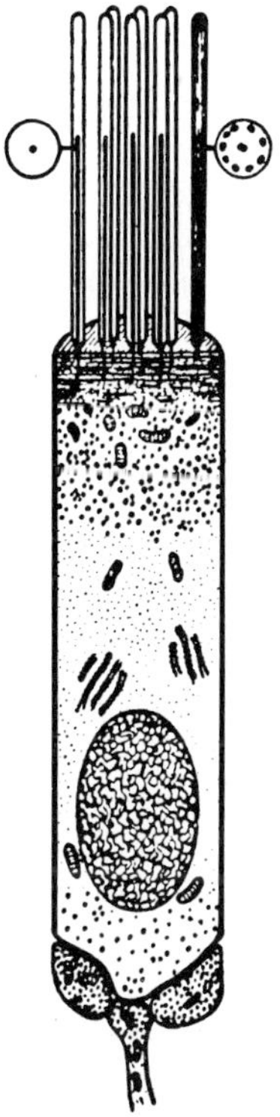

Bild 71: Haarsinneszelle. Rechts die Kinozilie, die wie eine Geißel gebaut ist (s. Querschnitt rechts daneben). Die anderen Sinneshaare sind Stereozilien. Sie sind einfacher gebaut (s. Querschnitt links). Die Haarsinneszellen sind sekundäre Sinneszellen, haben also kein Axon. Die Ableitung der Erregung erfolgt über eine getrennte Nervenfaser (am unteren Ende der Zelle).

Die Sinneszellen der Bogengänge, der Seitenlinienorgane der Fische, der Schweresinnesorgane aller Wirbeltiere sowie die Sinneszellen des Innenohrs sind alle gleich gebaut. Man bezeichnet sie als **Haarsinneszellen**. Sie tragen am einen Ende ein »Sinneshaar«, das wie eine typische Geißel aussieht (Kinozilie). Die vielen anderen Sinneshaare derselben Zelle (Stereozilien) weisen eine einfachere Struktur auf.

Die Sinneszellen der Bogengänge müssen sowohl die Stärke als auch die Richtung der Abbiegung messen. Dieses Problem ist folgendermaßen gelöst: Die Sinneszellen erzeugen auch in ungereiztem Zustand Aktionspotentiale einer bestimmten Frequenz, der sogenannten Ruhefrequenz. Abbiegen der Sinneshaare in Richtung Kinozilie erhöht, Abbiegen in der anderen Richtung erniedrigt deren Frequenz. Sehr niedrige Frequenzen sind meßtechnisch von Nachteil, da die Zeit zwischen zwei Impulsen, also die Zeit, die nötig ist, um die Impulsfrequenz zu bestimmen, um so größer wird, je niedriger die Frequenz ist. Die Totzeit wächst also mit sinkender Impulsfrequenz. Wären die Sinneszellen so angeordnet, daß alle Sinneszellen auf eine Abbiegung in die gleiche Richtung mit einer Erhöhung reagieren würden, wäre die Totzeit in den beiden Abbiegungsrichtungen unterschiedlich groß. Um diesen Nachteil auszugleichen, erhöht bei einer Abbiegung nach links die eine Hälfte der Sinneszellen ihre Impulsfrequenz, die andere Hälfte erniedrigt sie. Die letzteren erhöhen die Impulsfrequenz bei Abbiegung nach rechts. Dadurch liegt bei jeder Abbiegungsrichtung immer ein Teil der Sinneszellen im optimalen Ansprechbereich.

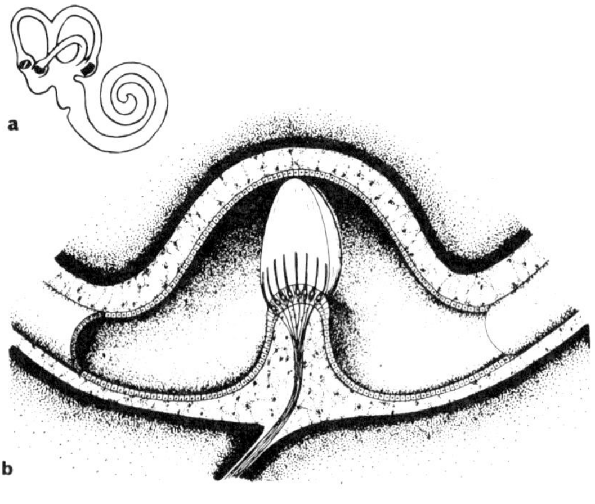

Bild 72: Drehsinnesorgan in der Anschwellung eines Bogengangs. a Lage der Organe, b ihr Bau

Die Flüssigkeit im Innern der Bogengänge bewegt sich nur dann relativ zu den Bogengängen, wenn der Körper eine *Drehbeschleunigung* erfährt. Bei gleichbleibender Drehgeschwindigkeit folgt sie auf Grund der Reibung bald der Drehung. Gemessen wird also nicht die Drehbewegung, sondern die Drehbeschleunigung.

Da uns Drehbewegungen bewußt werden, können wir folgern, daß im Zentralnervensystem aus den am Beginn und Ende einer Drehbewegung auftretenden Drehbeschleunigungen der Verlauf der Drehbewegung selbst ermittelt wird.

Da bei einer Dauerreizung die Erregung des Bogengangsystems auf Null absinkt, kann man die Bogengänge als Sinnesorgane mit phasischem Verhalten bezeichnen. Trotzdem können sie in Verbindung mit dem Gehirn konstante Reize (konstante Drehbewegungen) messen. Wenn man also in einem Sinnesorgan Sinneszellen findet, die phasisch wirken, kann man daraus nicht den Schluß ziehen, dieses Organ sei unfähig, eine konstante Größe zu registrieren.

Eine bekannte Falschmeldung ist der Drehschwindel. Bei dauerndem Drehen in gleicher Richtung macht schließlich auch die Flüssigkeit in den Bogengängen diese Bewegung mit und strömt weiter, wenn die Körperbewegung plötzlich angehalten wird. Dadurch wird das Gefühl entgegengerichteter Bewegung ausgelöst.

Bei der Insektengruppe der Zweiflügler (Fliegen, Mücken) ist das hintere Flügelpaar in sogenannte **Schwingkölbchen** umgewandelt. Diese kleinen, kolbenförmigen Gebilde werden während des Fluges wie ein Kreisel bewegt. Ein Kreisel hat aus physikalischen Gründen die Tendenz, die Richtung seiner Drehachse im Raum konstant zu halten. Dreht sich der Körper des Tieres, folgen die Schwingkölbchen auf Grund dieser Eigenschaft zunächst der Bewegung nicht. Sinnesorgane an der Basis der Schwingkölbchen werden dadurch gereizt und so die Drehung des Tierkörpers wahrgenommen.

Aufgaben

1. In welcher Hinsicht gleichen sich Bogengänge und Seitenlinienorgane? Wo liegen die Unterschiede?

2. Wie werden Bewegungen gemessen, die nicht genau in der Ebene eines Bogenganges verlaufen (z.B. Nicken mit schiefgehaltenem Kopf)?

3. In welchen Merkmalen gleichen bzw. unterscheiden sich Lagesinnes- und Drehsinnesepithel (Bilder 68 und 72)?

4. Vergleichen Sie funktionell Bogengänge und Schwingkölbchen (z.B. wie wird das Beharrungsvermögen erzielt?).

7.5 Der Gehörsinn

Hörorgane sprechen auf Schallschwingungen an. Sie sind nur für die Wirbeltiere und einige Insekten nachgewiesen (z.B. Heuschrecken, Zikaden, Stechmücken). Die am besten ausgebildeten Hörorgane findet man bei den Säugetieren.

Das **menschliche Ohr** besteht aus drei Abschnitten:

1. dem *äußeren Ohr* mit Ohrmuschel, Gehörgang und Trommelfell;

2. dem mit Luft gefüllten *Mittelohr* (Paukenhöhle), welches durch die Brücke der Gehörknöchelchen den Schall zum Hörorgan weiterleitet; und

3. dem flüssigkeitsgefüllten *Innenohr* mit der Schnecke, dem eigentlichen Hörorgan.

Das *Trommelfell* kann man nicht als eine einfache, gespannte Membran betrachten. Eine solche Membran hätte eine bestimmte Resonanzfrequenz. Schallschwingungen in der Nähe der Resonanzfrequenz würden dadurch verstärkt, Schallschwingungen mit Frequenzen, die sich stark von der Resonanzfrequenz unterscheiden, dagegen abgeschwächt werden. Durch den komplizierten Bau

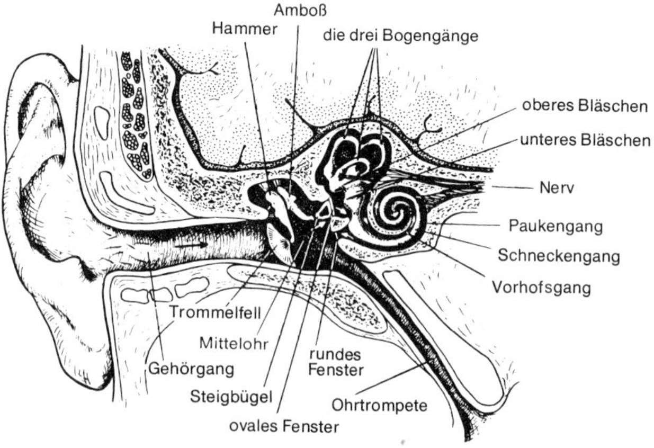

Bild 73: Übersicht über den Bau des menschlichen Ohrs (Die Ohrmuschel ist im Verhältnis zu klein gezeichnet.)

und die weiche Aufhängung des Trommelfells und des daran befestigten Gehörknöchelchens (Hammer) wird erreicht, daß keine Resonanzfrequenzen im hörbaren Schallbereich auftreten.

Eine Verbindung zwischen der Paukenhöhle und der Mundhöhle, die *Ohrtrompete* oder *Eustachische Röhre*, sorgt bei heftigen Druckwellen für Druckausgleich und verhindert dadurch eine Beschädigung des Trommelfells durch zu starken einseitigen Druck. Drei miteinander verbundene *Gehörknöchelchen: Hammer, Amboß* und *Steigbügel*, übertragen die Trommelfellschwingungen auf das Innenohr. Sie bilden einen Hebelapparat, der die großen, aber mit geringer Kraft geführten Ausschläge des Trommelfells in kleinere, aber kräftigere Ausschläge verwandelt (etwa 20fache Untersetzung). Dies ist notwendig, weil im Innenohr nicht Luft, sondern eine schwer verschiebbare Flüssigkeit bewegt werden muß. Kleine Muskeln können die Spannung dieses Hebelapparates so verändern, daß das Innenohr vor schädigend hohen Schallintensitäten geschützt ist (Regelung ähnlich der Pupille beim Auge). An der Untersetzung der Schallschwingungen ist auch die Tatsache beteiligt, daß das Trommelfell eine große, die Steigbügelplatte aber eine kleine Fläche hat.

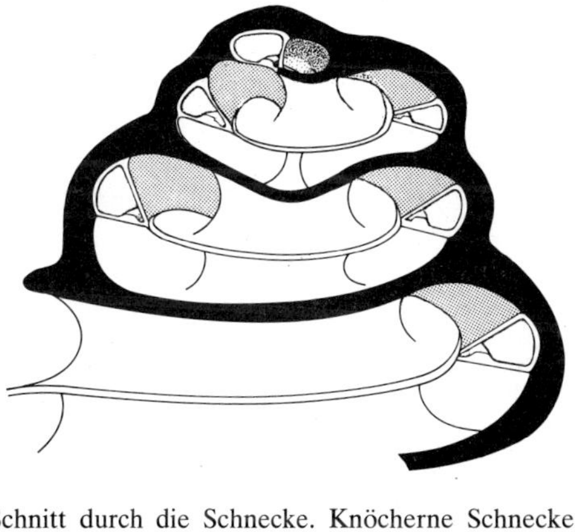

Bild 74: Schnitt durch die Schnecke. Knöcherne Schnecke im Schnitt schwarz, in Aufsicht weiß, häutige Schnecke grau

Das innere Ohr ist in einen spiralig gewundenen Knochengang des Felsenbeins, die 2 $^1/_2$ Umgänge umfassende *knöcherne Schnecke*, eingelagert. Sie bildet zusammen mit den Hohlräumen für die drei Bogengänge und für das obere und untere Bläschen das *knöcherne Labyrinth*. Zwei fensterartige, durch Häute verschlossene Durchbrechungen des Knochens, das *ovale* und das *runde Fenster*, verbinden die Schnecke mit dem Mittelohr. In dem knöchernen Labyrinth ist das *häutige Labyrinth* als zartes Gebilde so an Bändern aufgehängt, daß zwischen ihm und der Knochenumhüllung noch flüssigkeitsgefüllte Räume frei bleiben. Ein solcher ist der *Vorhof*, der an das ovale Fenster grenzt. Zur Schallwahrnehmung dient nur der Teil des häutigen Labyrinths, der als

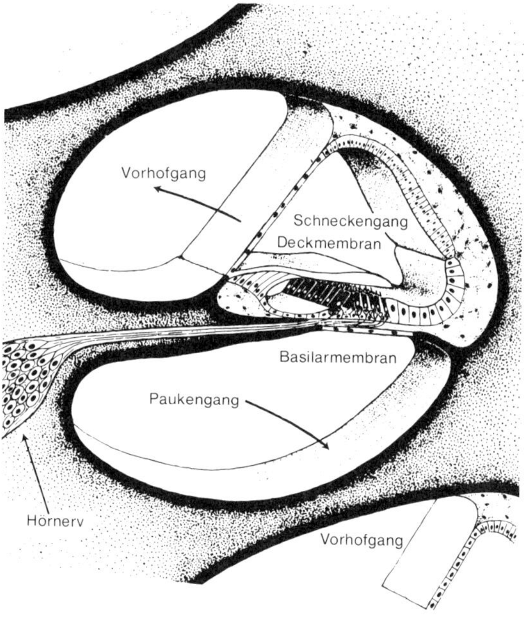

Bild 75: Querschnitt durch einen Umgang der knöchernen Schnecke im Ohr des Menschen (Sinneszellen schwarz)

Schneckengang den Windungen der Schnecke folgt. Er ist seitlich an der Wand der knöchernen Schnecke befestigt, läßt aber oben und unten je einen mit Flüssigkeit erfüllten Raum frei. Die Windungen der knöchernen Schnecke sind also in drei Räume geteilt: den oberen *Vorhofgang*, den mittleren, von der häutigen Schnecke gebildeten *Schneckengang* und den unteren *Paukengang*. Der Schneckengang endet blind vor der Spitze der knöchernen Schnekke. Vorhof- und Paukengang gehen dort ineinander über.

Der Boden des Schneckenganges wird von der rund 33 mm langen *Basilarmembran* gebildet. Sie wird nach der Schneckenspitze zu immer breiter. Auf ihr sitzen, von Stützzellen getragen, die Sinneszellen (Haarsinneszellen, s. S. 107 f.). Über den Sinneszellen

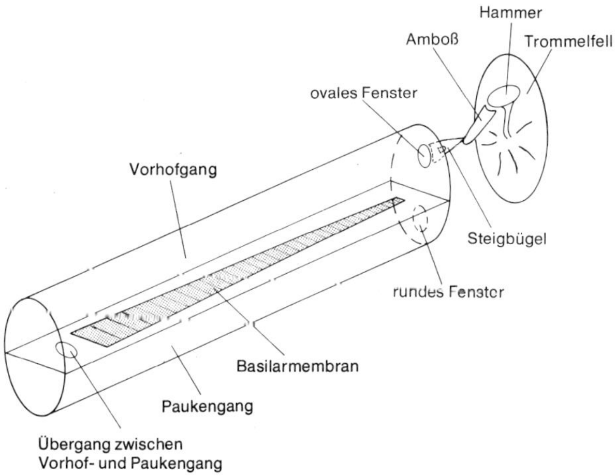

Bild 76: Schema des Säugetierohres. Mittel- und Innenohr sind in gestreckter Anordnung dargestellt, die Schnecke also in Gedanken »abgewickelt«.

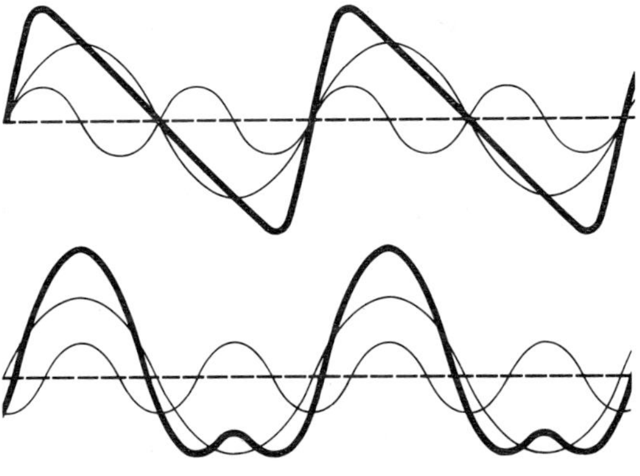

Bild 77: Zusammensetzung zweier Sinusschwingungen (Grundton und Oktave), oben ohne und unten mit Phasenverschiebung. Die resultierende Schwingung ist stark gezeichnet. Die Tonempfindung beider Schwingungen ist gleich.

liegt eine Deckmembran. Die Sinneshaare der Sinneszellen und die Deckmembran sind mechanisch verbunden. Der adäquate Reiz besteht in einer Abbiegung der Sinneshaare durch eine Bewegung der Deckmembran relativ zur Basilarmembran.

Als Töne werden Schallwellen mit einfachen periodischen Schwingungen bezeichnet. Komplizierte und nicht periodische Schwingungen ergeben Geräusche.

Mischt man zwei Töne verschiedener Frequenz, können je nach der gegenseitigen Phasenlage unterschiedliche Schwingungsformen entstehen (Bild 77). Die Empfindung ist aber immer gleich. Daraus kann man schließen, daß es nicht auf die Schwingungsform des Trommelfells ankommt, sondern auf die in dieser Schwingungsform enthaltenen reinen Töne. Ein eintreffender Klang wird also offensichtlich in seine Bestandteile (reine Töne) zerlegt. Im Experiment zeigt sich tatsächlich, daß die einzelnen Tonhöhen unterschiedliche Bezirke der Basilarmembran zum Schwingen bringen. Die Amplitude dieser Schwingungen ist außerordentlich gering (unter 1 nm).

Die Zerlegung komplizierter Schwingungen in Sinusschwingungen beruht nicht auf einfacher Resonanz, sondern ist ein äußerst komplizierter Vorgang, der hier nicht dargestellt werden kann.

Auch bei Darbietung eines reinen Tones schwingt ein ziemlich großer Bereich der Basilarmembran. Damit wird eine große Zahl von Sinneszellen gereizt. Der Mensch kann jedoch zwei verschieden hohe Töne wesentlich besser unterscheiden, als man nach der Schwingungsweise der Basilarmembran erwarten sollte. Die unscharfe »Abbildung« eines Tones auf der Basilarmembran wird also offensichtlich im Gehirn nachträglich verschärft. Tatsächlich hat sich elektrophysiologisch nachweisen lassen, daß schon die ersten nachgeschalteten Neurone nur noch auf ein schmales Frequenzband ansprechen. Diese Verschärfung der Abbildung wird wahrscheinlich nicht durch den Vorgang der gegenseitigen Hemmung erzeugt. Ihr Mechanismus ist jedoch nicht bekannt. Neben Neuronen, die nur auf ein schmales Frequenzband ansprechen, treten in höheren Hörzentren auch solche auf, die auf bestimmte Klangmuster ansprechen.

Das beste Tonunterscheidungsvermögen liegt in den Tonlagen, die der menschlichen Stimme entsprechen. Da tiefe Töne schwerer wahrnehmbar sind, werden als Warntöne die hohen Töne bevorzugt (Sirene, Hupe, Pfeife). Verliert beim alternden Menschen die Haut des runden Fensters durch Verknöcherung ihre Elastizität, kommt es zu Schwerhörigkeit und schließlich zu Taubheit, weil ein Ausschwingen am runden Fenster unmöglich wird. Dabei wird weniger das Absinken der allgemeinen Empfindlichkeit als störend empfunden, als vielmehr das gleichzeitige Absinken der oberen Hörgrenze. Da viele Geräusche aus unserer Umgebung, z.B. menschliche Stimmen, besonders an ihrem Gehalt an hohen Tönen erkannt und von anderen Geräuschen unterschieden werden, sinkt dadurch das Unterscheidungsvermögen. Man kann dann z.B. bei einer Party nicht mehr eine einzelne Stimme aus der Vielzahl der anderen Stimmen heraushören.

Außer zum Hören dient das Ohr auch zur **Orientierung im Schallraum**. Ein von links kommender Schall erreicht zuerst das linke und dann erst das rechte Ohr. Dieser geringe Zeitunterschied genügt, um die Richtung der Schallquelle feststellen zu können. Wahrscheinlich spielen auch die Stärkeunterschiede dabei mit. Zum Richtunghören sind daher beide Ohren notwendig. Der Mensch kann noch zwei Schallquellen im Winkelabstand von weniger als 10 ° getrennt wahrnehmen. Diese Tatsache aus der subjektiven Sinnesphysiologie läßt sich auch durch objektive Befunde erhärten: Im Gehirn findet man Neurone, die maximal erregt werden, wenn ein Ohr lauter oder früher erregt wird als das andere.

Die untere Hörgrenze liegt beim Menschen bei 20 Hz (Hertz). Die obere Hörgrenze liegt beim Menschen zwischen 15 und 20 kHz (1 Kilohertz = 1000 Schwingungen in der Sekunde), beim Hund aber zwischen 30 und 50 kHz. Der Hund kann also noch Töne hören, die für den Menschen unhörbar sind (Hundepfeife!). Weit in den Bereich des Ultraschalls fällt die obere Hörgrenze der Fledermäuse mit 175 kHz.

Fledermäuse orientieren sich nach dem Prinzip der **Echoortung**. Sie stoßen während des Fluges fortwährend Tonstöße in einer Frequenz von 30–80 kHz aus. Die Schallwellen werden beim Auftreffen auf ein Hindernis zurückgeworfen und gelangen dann ins Ohr. Auf Grund des Zeitunterschieds zwischen Schallaussendung und Rückkehr des Echos kann die Fledermaus den Gegenstand orten. Es scheint nicht nur die Zeitdifferenz, sondern auch der Grad der Verzerrung des Echos gegenüber dem ausgesandten Laut ausgewertet zu werden. Das zeigen folgende Versuchsergebnisse. Die Tiere sind in der Lage, nicht nur die Größe, sondern auch die Oberflächenbeschaffenheit eines Gegenstandes zu erkennen. So wird eine Samtfläche eindeutig von einer gleichgroßen Glasfläche unterschieden. Selbst flächengleiche Figuren gleichen Materials aber verschiedener Form (z.B. Quadrat und Dreieck) werden nicht verwechselt.

Die Wellenlänge der benutzten Schallsignale beträgt 11 bis 3 mm. Trotzdem können die Tiere noch Drähten von 80 µm Dicke im Flug ausweichen. Das von den Drähten zurückgeworfene Echo ist so gering, daß es mit heutigen technischen Methoden nicht registriert werden kann. Fledermäuse sind auch in der Lage, ihr eigenes Echo aus einem Gewirr fremder Töne ähnlicher Frequenzen herauszuhören. Dieser Fähigkeit verdanken sie es, daß sie in großen Schwärmen ihre Wohnhöhlen gleichzeitig verlassen können.

Delphine und Wale orientieren sich ebenfalls durch Echoortung. Die Frequenzen der Orientierungslaute der Delphine liegt bei 200 kHz.

Aufgaben

1. Warum ist es günstig, den Mund zu öffnen, wenn man einen heftigen Knall erwartet?

2. Welchen Nachteil hätte eine Echoortung im für uns hörbaren Schallbereich für Fledermäuse? Denken Sie daran, daß die Abbildungsqualität von der Wellenlänge.der abbildenden Strahlen abhängt.

3. Berechnen Sie die Zeitdifferenz, mit der die beiden Ohren von einer genau von der Seite kommenden Schallwelle erregt werden.

4. Hat der Regelkreis, der die Spannung der Gehörknöchelchen verändert, einen P- oder einen I-Regler?

5. Definieren Sie: ovales Fenster, Labyrinth, Basilarmembran, Haarsinneszelle, obere Hörgrenze.

6. Amphibien, Reptilien und Vögel haben nur ein Gehörknöchelchen, das als säulenförmiges Gebilde Trommelfell und ovales Fenster verbindet. Welche Nachteile hat diese Anordnung gegenüber dem Säugerohr?

7. Bei Walen fehlen die äußeren Gehörteile und die Gehörknöchelchen sind miteinander verwachsen. Erklären Sie diese Änderungen aus der Lebensweise der Tiere.

8. Geben Sie für die folgenden Sinnesorgane an, welches jeweils der für das Organ adäquate und welches der für dessen Sinneszellen adäquate Reiz ist: Muskelspindel, Statozyste, Bogengang, Ohr.

8. Die chemischen Sinne und Sinnesorgane

Mit Hilfe der chemischen Sinne nehmen die Tiere chemische Stoffe in ihrer Umgebung wahr. Sinneszellen, welche z.B. beim Menschen die CO_2-Konzentration des Blutes messen, gehören also nach dieser Definition nicht zu den chemischen Sinnen. Die chemischen Sinne des Menschen und der höheren Wirbeltiere lassen sich nach morphologischen und physiologischen Kriterien in Geschmacks- und Geruchssinn unterteilen. Solche Kriterien sind z.B. die Art und die Lage der Sinneszellen (Geschmackssinn: sekundäre Sinneszellen in der Mundhöhle; Geruchssinn: primäre Sinneszellen in der Nase), die Innervierung der Sinnesorgane (Geschmackssinn: 7., 9. und 10. Gehirnnerv; Geruchssinn: 1. Gehirnnerv), ihre Funktion (Nah bzw. Fernsinn) und die Schwellenbereiche für die Wahrnehmung von Schmeck- bzw. Duftstoffen. Für Fische gilt dieses Einteilungsschema nur bedingt: Bei ihnen gelangen die Duftstoffe im Wasser gelöst zur Nase. Geschmackssinnesorgane finden sich bei dieser Tiergruppe nicht nur im Innern der Mundhöhle, sondern über die ganze Körperoberfläche verteilt.

Bei vielen wirbellosen Tieren (z.B. bei Würmern und Schnekken) kann keine klare Einteilung in Geruchs- und Geschmackssinn getroffen werden. Man spricht hier vorsichtig von einem »allgemeinen chemischen Sinn«.

8.1 Der Geschmackssinn

Beim Menschen und bei den meisten Wirbeltieren liegen die Geschmackssinnesorgane auf der Zunge und im Innern der Mundhöhle. Hier sind sie vor Austrocknung geschützt. Im folgenden werden vor allem die Verhältnisse bei Säugetieren und hier insbesondere beim Menschen näher betrachtet.

Die Geschmackssinneszellen sind sekundäre Sinneszellen. Sie besitzen also keine eigenen ableitenden Axone. 4–20 solcher Schmeckzellen liegen zusammen in einer *Geschmacksknospe*. Die Geschmacksknospen ihrerseits liegen seitlich oder an der Spitze von *Schmeckpapillen* (Bild 78). Eine Geschmacksknospe enthält neben Sinneszellen noch Stützzellen und Basalzellen (Bild 79). Die Sinneszellen ragen in einen mit Flüssigkeit gefüllten Raum hinein. Ihre Oberfläche ist an dieser Stelle durch die Ausbildung von Mikrovilli stark vergrößert. Der mit Flüssigkeit gefüllte Raum im Innern der Geschmacksknospe steht durch einen Porus mit der Mundhöhle in Verbindung.

Ein erwachsener Mensch besitzt etwa 2000 Geschmacksknospen. Bei älteren Menschen und starken Rauchern ist die Anzahl der Geschmacksknospen stark reduziert.

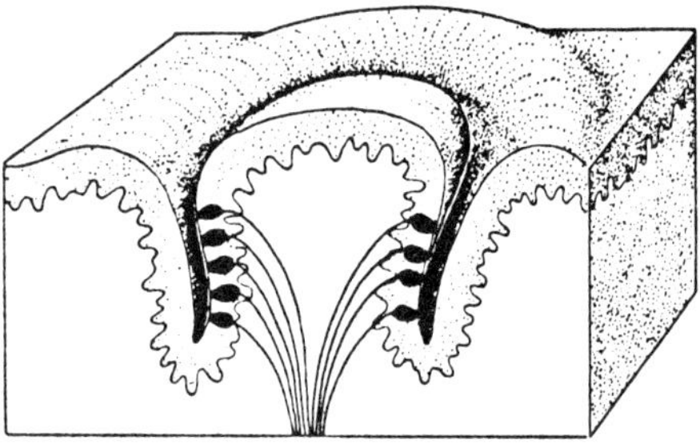

Bild 78: Schmeckpapille der menschlichen Zunge. Seitlich liegen Geschmacksknospen, die von Nervenfasern versorgt werden. Am Grunde der Rinne münden (hier nicht eingezeichnete) Spüldrüsen.

Der Mensch kann nur vier **Geschmacksqualitäten** unterscheiden: Salzig, sauer, süß und bitter. Die meisten Schmeckstoffe sind wasserlöslich. Es ist bisher in keinem Fall gelungen, grundsätzliche Zusammenhänge zwischen der chemischen und physikalischen Natur eines Stoffes und seiner Geschmackswirkung aufzufinden. Reizt man die menschliche Zunge mit verschiedenen Schmeckstoffen, ergibt sich folgende Verteilung der Empfindlichkeiten: Bittere Stoffe werden vor allem am Zungengrund, saure und salzige an den Rändern, süße an der Zungenspitze wahrgenommen (Bild 81).

Die Empfindungsqualität **salzig** kommt hauptsächlich kristallisierbaren, gut dissoziierenden, wasserlöslichen Mineralsalzen zu. Rein »salzig« schmeckt nur Kochsalz. Die meisten anderen Salze rufen Mischempfindungen hervor. Bei stark dissoziierenden Salzen bestimmen sowohl das Kation als auch das Anion den salzigen Geschmackscharakter. Bei Chlorsalzen nimmt die Wirksamkeit von Kationen wie folgt ab: NH_4^+, K^+, Ca^{++}, Li^+, Mg^{++}. Die Wirksamkeit von Anionen nimmt in Natriumsalzen in folgender Reihe ab: SO_4^{--}, Cl^-, Br^-, J^-, HCO_3^-, NO_3^-.

Für die **saure** Geschmackswirkung der Säuren ist das Proton im allgemeinen wichtiger als das Anion. Saure Schmeckstoffe der Nahrung sind vor allem organische Säuren (Essigsäure, Zitronensäure, Äpfelsäure).

Mit Ausnahme von Blei- und Berylliumsalzen sind alle **süß** schmeckenden Stoffe organische Verbindungen: Zucker, Alkohole (Glyzerin), Aminosäuren (Glyzin). Synthetische Süßstoffe, z.B. Saccharin, schmecken nur für den Menschen und einige Affen wie Zucker. Die Süßkraft von Saccharin ist 400mal größer als die von Rohrzucker. Nur Mono- und Oligosaccharide schmecken für den Menschen süß, Polysaccharide (Stärke, Zellulose) sind ohne Geschmack. Viele süß schmeckende Stoffe sind hochwertige Nahrungsmittel. Saccharin wird allerdings im Stoffwechsel nicht verwertet.

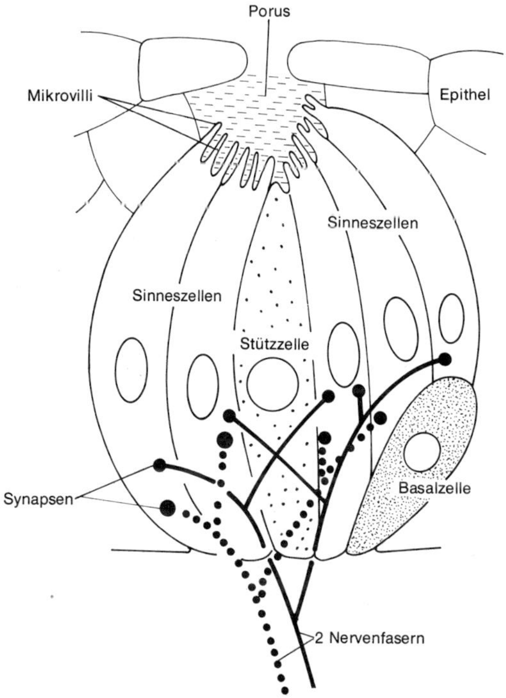

Bild 79: Einzelne Geschmacksknospe (schematisch). Die Mikrovilli der Sinneszellen ragen in einen mit Flüssigkeit erfüllten Raum. Von den etwa 50 in die Geschmacksknospe tretenden Nervenfasern sind nur zwei mit ihren Verzweigungen eingezeichnet.

Zahlreiche anorganische und organische Substanzen schmecken **bitter**: Calcium-, Ammonium- und Magnesiumsalze sowie Verbindungen mit Schwefel- und Stickstoffgruppen. Besonders bitter wirken Substanzen mit mehreren NO_2-Gruppen. Die Wahrnehmungsschwellen für diese oft giftigen Stoffe sind bei vielen Säugetieren besonders niedrig.

Beim Menschen ist die **Wahrnehmungsschwelle** für Schmeckstoffe erheblich höher als die für Duftstoffe: Sie liegt je nach Substanz zwischen 10^{14} und 10^{19} Molekülen pro ml Schmecklösung. Bei Kochsalz und Rohrzucker sind 10^{18} Moleküle pro ml Lösung nötig, um gerade noch eine Wahrnehmung hervorzurufen. In Schwellennähe sind aber keine eindeutigen Aussagen über die Geschmacksqualität möglich; manchmal beobachtet man einen Qualitätsumschlag: 0,02 – 0,03 molare Kochsalzlösungen schmecken süß, 0,04 molare und stärker konzentrierte salzig. Die Wahrnehmung von Schmeckstoffen ist stark von der Temperatur abhängig. Beim Menschen ist die Empfindlichkeit für Schmeckstoffe im Bereich der Körpertemperatur am höchsten.

Codierung der Reizqualität: Wie entsteht nun eine bestimmte Geschmacksempfindung im Gehirn? Früher glaubte man, daß es für jede der vier Geschmacksqualitäten besondere Sinneszellen gibt, die durch eigene Nervenbahnen mit getrennten Stellen des Empfindungszentrums verbunden sind. Aus dieser Hypothese

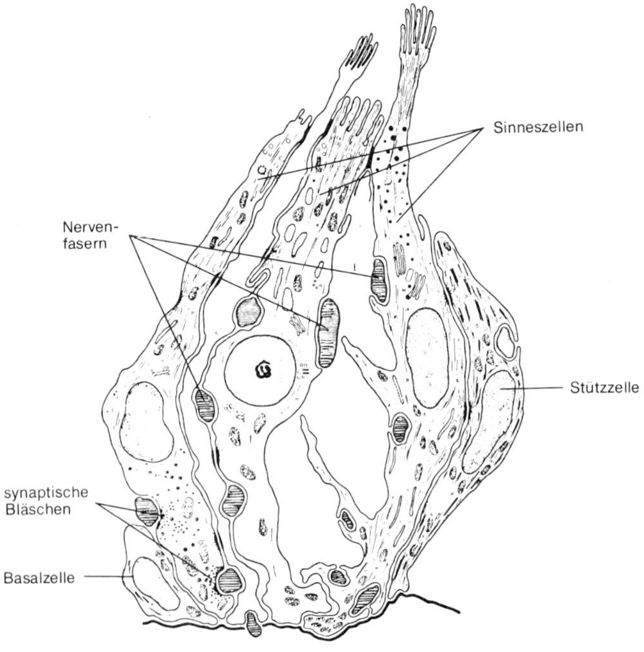

Bild 80: Nach einer elektronenmikroskopischen Aufnahme gezeichnetes Bild der in einer Geschmacksknospe vorkommenden Zellen

folgt zweierlei: Jede Geschmackssinneszelle oder jede Geschmacksknospe müßte ihre eigene, zum Gehirn gehende Nervenfaser besitzen. Außerdem dürfte eine bestimmte Sinneszelle nur auf eine einzige Geschmacksqualität ansprechen. Moderne Techniken der Neuroanatomie und der Elektrophysiologie sind damit in der Lage, diese alte Hypothese zu bestätigen oder zu widerlegen.

Neuere *anatomische Untersuchungen* ergaben: In eine Geschmacksknospe treten etwa 50 Nervenfasern ein und verzweigen sich in ihr. Jede Nervenfaser nimmt mit ihren Verzweigungen Kontakt mit mehreren Sinneszellen auf. Jede Schmeckzelle hat ihrerseits Kontakt mit den Verzweigungen von bis zu 12 Nervenfasern (Bild 79). Eine einzelne Geschmackssinneszelle besitzt eine begrenzte Lebensdauer von wenigen Tagen. Sie wird durch eine nachrückende Zelle ersetzt; diese ist Abkömmling einer Basalzelle. Dabei müssen die synaptischen Verknüpfungen mit der alten

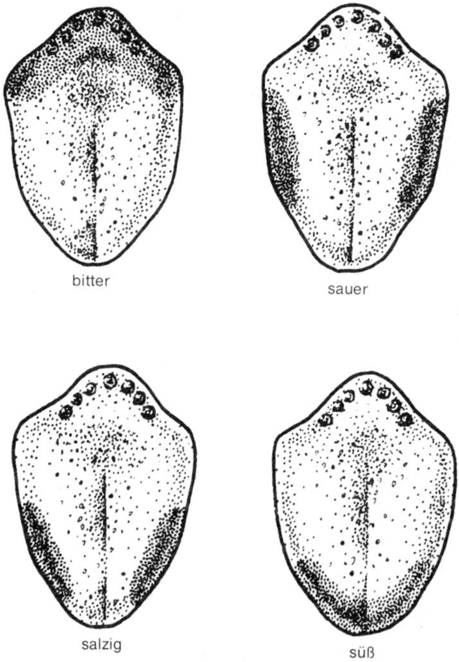

Bild 81: Verteilung der Bereiche maximaler Empfindlichkeiten für die Geschmacksqualitäten auf der menschlichen Zunge. Der Zungengrund mit seinen großen Schmeckpapillen befindet sich jeweils am oberen Rand der Einzelabbildungen.

Schmeckzelle gelöst und mit der neuen wiederhergestellt werden. Die Annahme, jede Sinneszelle besitze eine eigene ableitende Nervenfaser, konnte also nicht bestätigt werden.

Auch *elektrophysiologische Untersuchungen* widerlegten die obige Hypothese: Sticht man nämlich eine Elektrode in eine Geschmackssinneszelle und reizt nacheinander mit verschiedenen Schmeckstoffen, so zeigt sich, daß die Sinneszelle nicht nur auf *eine* Geschmacksqualität reagiert, sondern auf alle 4 Grundqualitäten. In Bild 82 sind die Reaktionen einer Sinneszelle dargestellt, welche am stärksten auf Kochsalz reagiert. Eine andere Geschmackssinneszelle spricht am stärksten auf Zucker, eine dritte am stärksten auf Säure an.

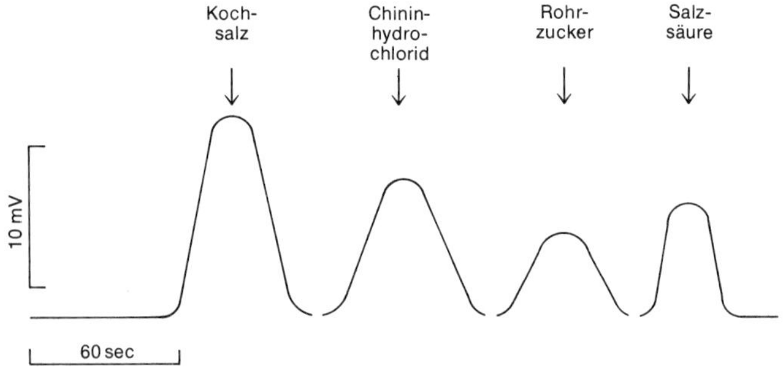

Bild 82: Rezeptorpotentiale einer einzelnen Schmeckzelle des Hamsters (intrazellulär gemessen) bei Reizung mit verschiedenen Schmeckstoffen

Auch wenn man die elektrische Aktivität der aus den Geschmacksknospen tretenden Nervenfasern registriert, findet man keine Fasern, die ausschließlich qualitätsspezifisch antworten. In der Regel meldet eine Faser bei Reizung mit Schmeckstoffen aller 4 Qualitäten. Für zwei Qualitäten ist ein Beispiel in Bild 83 dargestellt: Beide Schmeckfasern sprechen sowohl auf Zucker als auch auf Kochsalz an. Faser A reagiert auf Salz stärker als auf Zucker, bei Faser B ist es umgekehrt. Mit diesen Befunden ist die eingangs aufgestellte Hypothese widerlegt. Aus der Meldung einer einzigen Nervenfaser kann das Gehirn also nicht auf die Geschmacksqualität schließen. Hat z.B. Faser A von Bild 83 acht Impulse/s, kann es sich um eine niedrige Kochsalz- oder eine hohe Zuckerkonzentration handeln. Meldet zusätzlich aber Faser B mit etwa 30 Impulsen, muß es sich um eine hohe Zuckerkonzentration handeln. Die Auswertung der Aktivität mehrerer Fasern im Zentralnervensystem erlaubt also erst eine Bestimmung der Geschmacksqualität aus dem jeweiligen Erregungsmuster. Wie das im einzelnen geschieht, darüber weiß man noch nicht Bescheid.

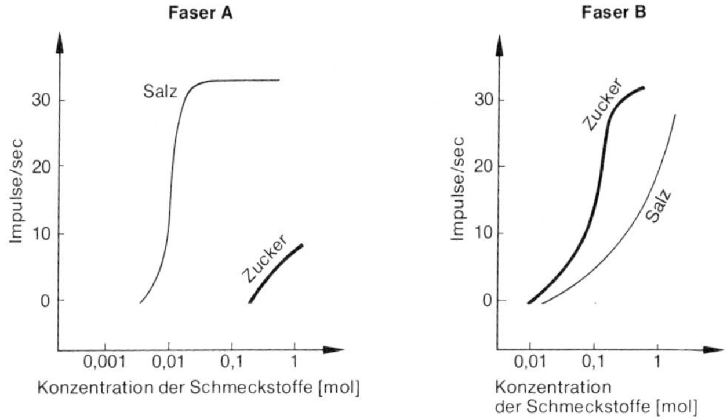

Bild 83: Elektrische Aktivität zweier Schmeckfasern der Ratte bei Reizung der Geschmackssinneszellen mit Kochsalz und Rohrzucker

Die Biologische Bedeutung des Geschmackssinns liegt in der Kontrolle der Nahrung. Da die Empfindlichkeit für manche gefährliche Substanz sehr hoch ist, beispielsweise für die giftigen Bitterstoffe in Pflanzen, können Schädigungen leicht vermieden werden; selbst geringste Verunreinigungen des Trinkwassers sind feststellbar. Der Geschmackssinn steuert auch die Sekretion der Mundspeicheldrüsen. Bei Säuglingen werden durch Reizen der Zunge mit Zucker Saugbewegungen ausgelöst. Bei der Regulierung bestimmter Mangelzustände ist der Geschmackssinn maßgeblich beteiligt. Entfernt man Ratten die Nebennieren, ist der Salzhaushalt der Tiere gestört. Den Salzmangel gleichen sie durch übermäßige Aufnahme von Kochsalz wieder aus. Pflanzenfresser benötigen viel Natrium in ihrer Nahrung – bekannt sind die Wanderungen wild lebender Herden zu den Salzlecken.

Die Beurteilung des »Geschmacks« von Speisen beruht nicht nur auf Meldungen der Geschmackssinneszellen, sondern auch der Geruchssinneszellen (siehe »Geruchssinn«); weiterhin sind der Temperatur-, Tast- und gegebenenfalls Schmerzsinn beteiligt.

8.2 Der Geruchssinn

In der Nasenhöhle des Menschen und der höheren Wirbeltiere liegt als besonders gestaltete Region die mit Geruchssinneszellen ausgestattete *Riechschleimhaut*. Sie ist beim Menschen etwa 5 cm^2 groß, bei Säugetieren mit sehr ausgeprägtem Geruchsvermögen ist sie wesentlich ausgedehnter (Bild 84 u. 85). Die Nase der Fische hat keine Verbindung zum Rachenraum; sie stellt lediglich eine mit Riechschleimhaut ausgekleidete Grube an der Vorderseite des Kopfes dar (Bild 86).

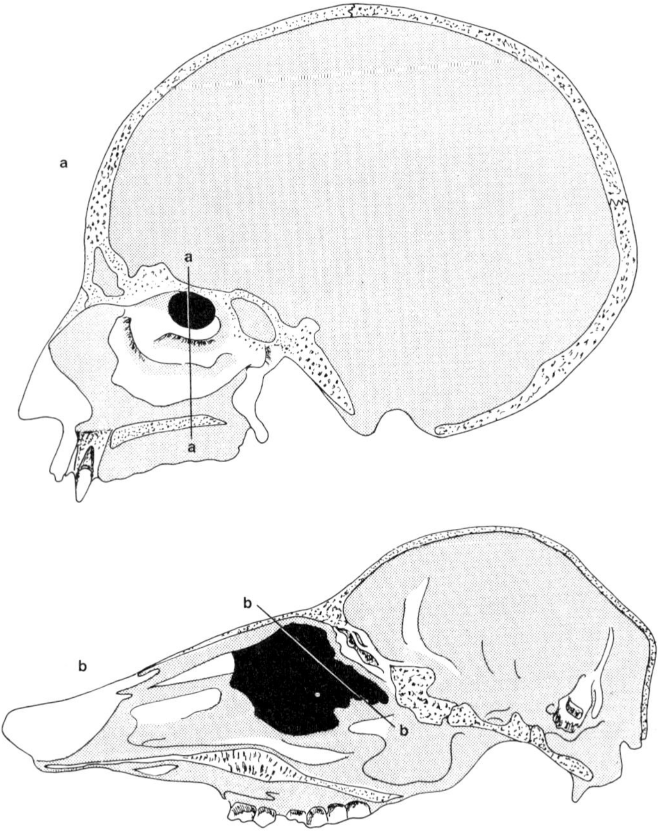

Bild 84: Längsschnitte durch den Kopf von Mensch (a) und Reh (b). Die Nasenscheidewand ist entfernt. Die Nasenmuscheln in der Nasenhöhle sind von Schleimhaut überzogen, ein Teil davon ist als Riechschleimhaut (schwarz) ausgebildet. Macht man Querschnitte durch die Nasenhöhlen entlang den Linien a–a bzw. b–b, erhält man Bild 85.

Die Riechschleimhaut besteht aus dreierlei Zellen: den *Sinneszellen*, den *Stützzellen* und den *Basalzellen*. Die primären Sinneszellen enden in einem Sinneskolben, der über die Oberfläche des Epithels hinaus in die Schleimschicht der Riechschleimhaut hineinragt. Der Kolben entsendet feine Härchen – die sogenannten olfaktorischen Zilien – in den Schleim. Sie sind bei manchen Tieren beweglich. Ihre Funktion ist unklar. Zwischen den Stütz- und den Sinneszellen bestehen besonders enge morphologische Beziehungen. Möglicherweise übernehmen die Stützzellen wichtige Funktionen im Stoffwechsel der Sinneszellen. Der Schleim, welcher in dauernder Bewegung ist, spielt vielleicht die Rolle einer Diffusionsbarriere für Riechstoffe.

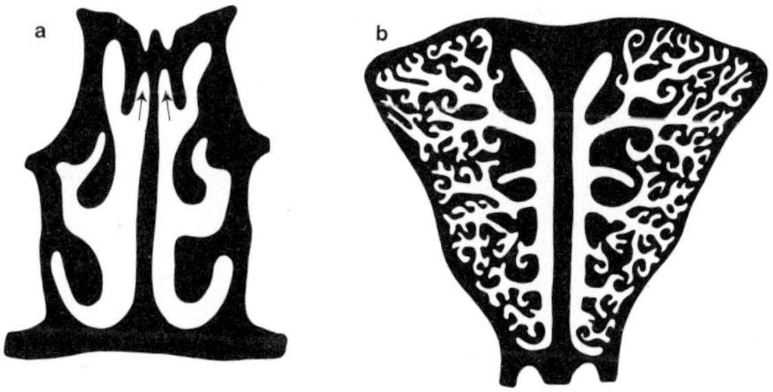

Bild 85: Querschnitte durch die Nasenhöhlen von Mensch (a) und Reh (b). Beim Menschen bedeckt die Riechschleimhaut nur die durch Pfeile bezeichnete Fläche, beim Reh die gesamte Innenfläche.

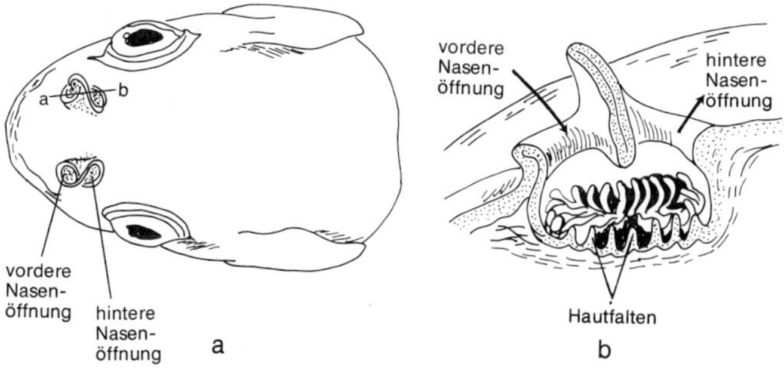

Bild 86: a Kopf eines Fisches (Elritze) von oben gesehen. b Schnitt durch die Nasengrube entlang der Linie a-b in Bild a. Die Riechschleimhaut überzieht die Hautfalten am Boden der Nasengrube.

Die Axone der Geruchssinneszellen bilden den Riechnerven und ziehen zum Vorderhirn. Bei niederen Wirbeltieren (z.B. den Fischen) dient das Vorderhirn weitgehend als Riechhirn. Bei Säugetieren, vor allem bei den Affen und dem Menschen treten die olfaktorischen Areale des Gehirns stark zurück. Der direkte Anschluß des Riechnerven bleibt jedoch bestehen: Zwischen den Rezeptoren und der Hirnrinde liegt nur *eine* synaptische Schaltstelle. Früher glaubte man, daß man aus der Größe der Riechschleimhaut

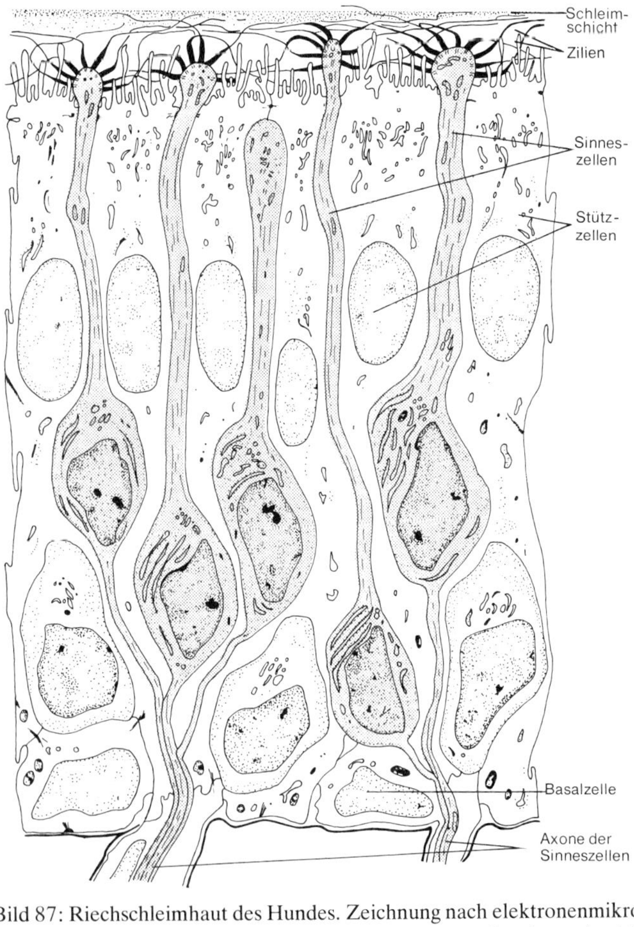

Bild 87: Riechschleimhaut des Hundes. Zeichnung nach elektronenmikroskopischen Aufnahmen. Die mittlere der fünf Sinneszellen ist noch nicht vollständig differenziert.

auf das Riechvermögen des betreffenden Tieres schließen könnte. Dies ist zwar bei einigen Säugetieren (z.B. bei Hunden) möglich, bei anderen jedoch nicht. Beispielsweise ist der Geruchssinn von Ratten trotz ihres »großflächig« ausgebildeten Riechorgans wahrscheinlich nicht empfindlicher als der des Menschen.

Bei Amphibien, Reptilien und vielen Säugetieren findet sich ein zusätzliches Geruchssinnesorgan im Dach der Mundhöhle. Es ist das *Jacobsonsche Organ* mit primären Sinneszellen, deren Axone zu einem besonderen Teil des Riechhirns ziehen. Beim Züngeln nehmen Schlangen und Eidechsen Geruchsproben vom Boden auf. Nach dem Zurückziehen der gegabelten Zunge werden die Zungenspitzen für kurze Zeit in die Grube des Organs eingeführt. Dadurch gelangen Duftmoleküle zu den Sinneszellen des Jacobsonschen Organs.

Die **Arbeitsweise des Geruchsorgans** wird mit elektrophysiologischer Technik erforscht. Es ist gelungen, die elektrischen Antworten von einzelnen Geruchssinneszellen direkt abzuleiten. Dabei fand man folgendes: Manche Riechzellen bilden spontan, d.h. ohne Reizeinwirkung, Nervenimpulse in unregelmäßigen Zeitabständen. Auf Geruchsreize antworten sie je nach Duftstoff mit Hemmung oder mit Erregung. Reizt man verschiedene Riechzellen mit einem bestimmten Duftstoff, reagiert – ähnlich wie beim Geschmackssinn – jede Zelle in etwas anderer Weise auf die Reizsubstanz. Bei Reizung mit einer Reihe verschiedener Duftstoffe antwortet jede Zelle auf eine andere Auswahl aus dieser Reihe von Substanzen. Zellen mit identischem Reaktionsbereich wurden bisher nicht festgestellt.

Wie man beim Menschen und bei Hunden gefunden hat, können für die Wahrnehmung von Geruchsreizen nicht nur Riechsinneszellen verantwortlich sein, sondern auch in der Nasenschleimhaut vorkommende freie Nervenendigungen sensibler Fasern des 5. Hirnnerven.

Die **Leistungen des Geruchssinns** werden im allgemeinen durch Verhaltensexperimente erforscht. Beim Menschen liegt die Wahrnehmungsschwelle für Geruchsreize je nach Duftstoff zwischen 10^7 und 10^{17} Molekülen pro cm^3 Reizluft. An dieser absoluten Schwelle ist jedoch meist keine Identifizierung des Duftes möglich: »Es riecht irgend etwas«. Erst bei stärkerer Konzentration einer Substanz wird deren charakteristischer Geruch wahrnehmbar und eine qualitativ eindeutige Empfindung hervorgerufen: Die *Erkennungsschwelle* ist erreicht. Für manche Gerüche ist die menschliche Nase außerordentlich empfindlich. Beispielsweise erfüllt schon 1 mg des nach Fäkalien riechenden Skatols eine ganze Fabrikhalle von 250.000 m^3 Rauminhalt (das sind etwa 10^7 Moleküle pro cm^3) mit einem für Menschen widerlichen Gestank. Hunde besitzen ein noch wesentlich feineres Riechvermögen: Um bei ihnen eine Geruchswahrnehmung auszulösen, genügt es, wenn pro mm^3 Luft 1 Molekül eines Duftstoffes vorhanden ist. Die wenigen durch die Schuhsohle eines Menschen diffundierenden Fettsäuremoleküle (Fettsäuren sind Bestandteile des Schweißes) genügen also, um es einem Hund zu ermöglichen, eine Fährte aufzunehmen.

Die Empfindlichkeit des Geruchsorgans des Aals wurde in folgendem Experiment bestimmt: Da Aale sich mit Vorliebe in Röhren aufhalten, bot man ihnen in einem Versuchsbehälter 3 Röhren an, aus denen Wasser strömte. Dem Wasser einer Röhre war ein Duftstoff beigemengt. Nur in dieser Röhre durften sich die Aale aufhalten, aus den anderen wurden sie vertrieben. Nachdem sie die Röhren nicht mehr verwechselten, wurde die Duftstoffkonzentration schrittweise soweit verringert, bis die Tiere die Röhren nicht mehr unterscheiden konnten. Auf diese Weise fand man, daß 1 ml Phenyläthylalkohol mit der 58fachen Wassermenge des Bodensees verdünnt, gerade noch gerochen wird.

Bei den Insekten sind die Fühler Träger der Geruchsorgane. Beim männlichen Seidenspinner genügt wahrscheinlich ein einziges auf eine Riechzelle treffendes Molekül des weiblichen Sexuallockstoffes, um in dieser Zelle ein Aktionspotential zu erzeugen. Die Reaktion des Männchens – ein charakteristisches Schwirren – kommt allerdings erst dann zustande, wenn seine Fühler von vielen Molekülen gleichzeitig getroffen werden.

Obwohl das gesamte Riechsystem des Menschen viel weniger empfindlich ist als das verschiedener Tiere, liegen die Reaktionsschwellen der einzelnen Geruchssinneszellen beim Menschen in der gleichen Größenordnung wie beim Hund oder bei Insekten mit hervorragendem Riechvermögen (z.B. dem Seidenspinner). Man kann berechnen, daß es für die Auslösung einer Geruchsempfindung beim Menschen genügt, wenn 8 Moleküle Butylmerkaptan (eine knoblauchartig-faulig riechende Substanz) pro Rezeptorzelle vorhanden sind. Die größere Empfindlichkeit des Riechsystems einiger Tiere verglichen mit der des Menschen ist vielleicht darauf zurückzuführen, daß bei diesen Tieren eine größere Anzahl von Sinneszellen vorhanden ist. Dadurch vergrößert sich die Trefferchance für Duftmoleküle.

Die Geruchswahrnehmung wird durch verschiedene Faktoren beeinflußt: Temperatur, Feuchtigkeit, Adaptation des Zentralnervensystems auf bestimmte Gerüche, Infektionskrankheiten, Verfütterung bestimmter Duftstoffe, hormonelle Veränderungen im

Körper und Hunger. Starkes Rauchen beeinträchtigt den Geruchssinn erheblich.

Ein Mensch kann schätzungsweise 10^4 **Geruchsqualitäten** unterscheiden. Die Zahl ist – verglichen mit den 4 Geschmacksqualitäten – außerordentlich hoch. Man kennt Tausende von chemischen Verbindungen, die Geruchsempfindungen hervorrufen. Hinzu kommen Duftgemische, die nicht nur Mischdüfte, sondern auch neue Duftqualitäten ergeben können. Die meisten Duftstoffe sind organische Verbindungen; unter den anorganischen Verbindungen finden sich nur einige wenige duftende Substanzen, z.B. Fluor, Chlor oder Brom. Man kann die vielen Duftstoffe in Duftklassen einteilen. Beispielsweise riechen bestimmte Stoffe »schweißig« (z.B. Buttersäure), »faulig« (z.B. Schwefelwasserstoff) usw. Wählt man für diese Einteilung chemische Kriterien, findet man, daß die Anordnung der Atome im Molekül eine Rolle zu spielen scheint: Ringbildung, Position von Seitenketten, Kettenlänge, Doppelbindungen und funktionelle Gruppen beeinflussen die Duftqualität. Beispiele: Amine riechen faulig oder »scharf«, höhere Alkohole blumig, Ester fruchtig, Fettsäuren schweißig. Jedoch gibt es überall Ausnahmen. Außerdem können Verbindungen mit sehr unterschiedlicher Struktur einen ähnlichen Geruch besitzen.

Verschiedene »Riechhypothesen« versuchen aus den Moleküleigenschaften der Stoffe einer Duftklasse Schlüsse auf die Strukturen an den Riechzellen zu ziehen. Aber keine dieser Hypothesen liefert bisher eine befriedigende Beschreibung des Riechvorgangs.

Welche **biologische Bedeutung** hat der Geruchssinn? Der Geruchssinn dient sowohl als Fern- als auch als Nahsinn. (In beiden Fällen müssen die Duftmoleküle mit den Riechzellen in Kontakt kommen, um eine Geruchsempfindung auszulösen). Als Nahsinn spielt er neben dem Geschmackssinn eine große Rolle beim Prüfen der Nahrung. Beim Kauen von Speisen gelangen Duftstoffe vom Rachen- in den Nasenraum. Bei der Beurteilung des »Geschmacks« von Speisen und Getränken sind also Geruchsempfindungen maßgeblich beteiligt. Diese Tatsache tritt dann deutlich zutage, wenn infolge eines Schnupfens der Geruchssinn ausgeschaltet ist. Das Essen schmeckt dann fade.

Im Tierreich spielt der Geruchssinn als Fernsinn eine Rolle beim Nahrungserwerb, bei der Feindvermeidung und bei der Partnersuche. Eine blühende Linde kann von weither nektar- oder pollensammelnde Bienen anlocken. Allgemein bekannt ist, daß Rehe ihre Feinde zu »wittern« vermögen, lange bevor sie diese sehen. In Schwärmen lebende Fische besitzen ein besonderes Alarmsystem: Wird ein Mitglied des Schwarms von einem Räuber gepackt, wird aus der verletzten Haut ein sogenannter Schreckstoff freigesetzt. Allein der Geruch dieses Schreckstoffes veranlaßt die Schwarmgenossen zur Flucht. Im Sozialleben vieler Tiere spielt der Geruchssinn eine große Rolle. Ein Mäuseweibchen wird, wenn es ein fremdes Männchen riecht, nicht trächtig. Ist es bereits trächtig, kommt es zu einem Abgang des Embryos. Manche Säugetiere begrenzen ihre Reviere mit Hilfe von Duftmarken, die sie an Bäumen, Felsen oder dergleichen anbringen. Der Geruchssinn ist bei wandernden Fischen (Aal, Lachs) am Auffinden der Heimatgewässer beteiligt. Bei Schmetterlingen locken die Weibchen ihre Männchen aus vielen Kilometern Entfernung dadurch an, daß sie einen Sexuallockstoff abgeben, für den das Männchen außerordentlich empfindlich ist. Auch beim Menschen hat der Geruchssinn eine weit größere Bedeutung als gemeinhin angenommen wird (»diesen Burschen kann ich nicht riechen«). Der Einfluß von Gerüchen auf das geistige und seelische Leben des Menschen ist vor allem in der schöngeistigen Literatur beschrieben (z.B. bei Marcel Proust).

Aufgaben

1. Definieren Sie: Schmeckpapille, Geschmacksknospe, Geschmacksqualität, Wahrnehmungsschwelle, Erkennungsschwelle, Jacobsonsches Organ!

2. Welche Aufgabe haben die Basalzellen in einer Geschmacksknospe?

3. Kann eine einzelne Geschmackssinneszelle die Qualität eines Schmeckstoffes registrieren?

4. Wieviele verschiedene Sinneszellen sind mindestens nötig, um die Konzentration eines Schmeckstoffes zu ermitteln?

5. Woran erkennt man in Bild 80 eine Synapse zwischen Sinneszelle und Nervenzelle?

6. Wie kann man aus dem im Text geschilderten Versuch zur Messung des Geruchsvermögens des Aals auf die Reizschwelle seiner Geruchssinneszellen schließen?

7. Einem Delphin werden die Augen mit Gummikappen verschlossen. Er findet trotzdem sofort einen Fisch, der in sein Becken geworfen wurde. Kann man aus dem Versuch schließen, daß der Delphin den Fisch mit Hilfe des Geruchssinns findet?

8. Lachse ziehen zum Laichen vom Meer über die großen Ströme in die Quellgebiete der Flüsse. Geben Sie einen Versuch an, mit dem sich feststellen ließe, ob der Lachs ein bestimmtes Heimatgewässer auf Grund der in diesem Gewässer vorkommenden Duftstoffe findet.

9. Weitere Sinne

Neben den bisher besprochenen besitzt der Mensch noch viele andere Sinne. Getrennte *Wärme- und Kälterezeptoren* in der Haut messen die Hauttemperatur. *CO_2-empfindliche Sinnesendigungen* in den Kopfarterien sind für die Wahrnehmung des CO_2-Gehaltes des Blutes verantwortlich. Diese Liste ließe sich noch weiter fortsetzen.

Ein Sinn sei noch besonders herausgegriffen: **der Schmerzsinn.** Sicheres über den Schmerzsinn ist begreiflicherweise nur vom Menschen bekannt; doch ist aus dem Verhalten der Tiere zu schließen, daß auch sie schmerzempfindlich sind. Gänzlich unempfindlich sollen nur die Insekten sein, möglicherweise auch Würmer und andere niedere Tiere. Im übrigen scheint die Schmerzempfindlichkeit im Tierreich mit steigender Organisationshöhe zu wachsen.

Da man den Schmerz durch Narkose ausschalten kann, wobei die Druckempfindung weiterbesteht, muß er ein Sinn für sich sein. Als Organe der Schmerzempfindung werden freie Nervenendigungen nahe der Hautoberfläche angesehen. Unter den Hautsinnesorganen stehen die Schmerzpunkte mit etwa 3–4 Millionen an erster Stelle. Aber auch im Körperinnern, vor allem in den Häuten (Bauchfell, Brustfell, Knochen- und Gelenkhäute), ist Schmerzempfindung vorhanden. Gänzlich unempfindlich sind Herz, Lunge und Gehirn, nicht aber der Herzbeutel und die Hirnhäute. Der Schmerzsinn ist etwa 1000mal weniger empfindlich als der Drucksinn.

Die *biologische Bedeutung* des Schmerzes ist umstritten. Man könnte ihn wohl als Warnreiz betrachten, der nur Unlustgefühle auslöst und dadurch auf schädliche äußere Einwirkungen und auf Unstimmigkeiten im Körper aufmerksam macht. Allein manche schwere Krankheit, z.B. Krebs, beginnt schmerzlos. Der Schmerzschrei des gequälten Tieres ist möglicherweise ein Hilfe- und Warnruf für die Artgenossen.

Bei manchen Tieren finden wir Sinne, die der Mensch nicht besitzt. So haben die *Grubenottern* (zu denen die Klapperschlange gehört) am Kopf grubenartige Sinnesorgane, mit denen sie Wärmestrahlen »sehen« können. Die Organe reagieren empfindlich auf Temperaturunterschiede in der Umgebung. Die Tiere sind damit in der Lage, warmblütige Beutetiere zu orten.

Elektrische Fische können nicht nur elektrische Stromstöße aussenden, sondern auch Änderungen des elektrischen Feldes wahrnehmen. Manche Insekten und Vögel sind offensichtlich in der Lage, sich teilweise am *Magnetfeld* der Erde zu orientieren.

Jedes Lebewesen, auch der Mensch, erfaßt von der Umwelt nur so viel, als ihm seine Sinne mitteilen. Daher sind die Vorstellungen, welche die Lebewesen von ihrer Umgebung haben, sehr verschieden. Der Mensch lebt vorwiegend in einer Sehwelt, der Hund in einer Riechwelt, die Fledermaus in einer Hörwelt, die Spinne in einer Tastwelt, die Raupe wahrscheinlich in einer sehr engen Schmeckwelt. Die Reichhaltigkeit der Merkwelten hängt von der Leistungsfähigkeit des jeweils zur Verfügung stehenden »Empfängers« und des Gehirns ab und nimmt im allgemeinen mit steigender Organisationshöhe zu. Zu einem niedrig organisierten Tier gehört auch eine räumlich eng begrenzte Merkwelt von dürftigem Inhalt. Verschieden ausgerüstete Tiere haben also in derselben Umgebung sehr verschiedene artspezifische Merk- und Wirkwelten.

Der Mensch hat es jedoch verstanden, den Wahrnehmungsbereich durch die Entwicklung »technischer Sinnesorgane« gewaltig zu erweitern und bisher Unsichtbares sichtbar, Unhörbares hörbar zu machen.

Das Nervensystem

Das Nervensystem höherer Tiere besteht aus Millionen oder Milliarden einzelner Nervenzellen. Die einzelnen Nervenzellen sind nicht regellos angeordnet, sondern in einer ganz bestimmten Weise miteinander verbunden. Sie bilden also zusammen ein sehr komplexes System. Ein solches System kann Eigenschaften aufweisen, die keines der beteiligten Elemente besitzt (s. S. 33). Um die Arbeitsweise des Nervensystems aufzuklären, genügt es also nicht, nur die Eigenschaften einzelner Nervenzellen zu erforschen; man muß vielmehr auch die Verknüpfung der einzelnen Neurone an jeder Stelle des Nervensystems kennenlernen. Erst dann ist es mit systemtheoretischen Methoden möglich, die genauen Systemeigenschaften wenigstens von Teilbereichen des Nervensystems zu erfassen. Bis jetzt ist die Forschung von diesem Ziel noch weit entfernt. Es gibt bisher keinen Teil des Zentralnervensystems irgend einer Tierart, dessen Funktion wir in allen Teilen verstehen. Allerdings haben die Forschungen auf diesem Gebiet in den letzten Jahren gewaltige Fortschritte gebracht. Vielleicht ist es also prinzipiell möglich, daß das menschliche Gehirn in der Lage ist, sich selbst zu erkennen. Möglicherweise können in ferner Zukunft sogar Eigenschaften wie Bewußtsein, Selbstbewußtsein, Gefühle wie Liebe oder Haß als Systemeigenschaften bestimmter Teile des Gehirns erkannt und so einer kausalen Erklärung zugeführt werden.

10. Bau von Nervensystemen

Das einfachste Nervensystem ist in Gestalt eines **Nervennetzes** bei den Hohltieren entwickelt. Beim Süßwasserpolypen liegen im Ektoderm in unmittelbarer Nähe der Muskelfasern zahlreiche Nervenzellen in gleichmäßiger Verteilung. Sie sind durch Fortsätze netzartig miteinander verbunden. Am Mund und an den Fangarmen, wo der Körper am häufigsten von Reizen getroffen wird, ist das Netz etwas dichter.

Mit der Höherentwicklung der Tiere ist eine zunehmende Zentralisation der Nervenzellen verbunden. Man kann ein **zentrales Nervensystem** (ZNS) von einem **peripheren Nervensystem** unterscheiden. Das periphere Nervensystem besteht aus der Gesamtheit aller Nerven, welche die einzelnen Organe versorgen. Die Axone, die die einzelnen Nerven bilden, können entweder *afferent* (von der Peripherie zum Zentrum leitend) oder *efferent* (vom Zentrum zur Peripherie leitend) sein. Die afferenten Fasern werden auch als sensibel oder sensorisch bezeichnet. Die efferenten Fasern ziehen zu Muskeln (motorische Fasern) oder Drüsen oder sie beeinflussen die Tätigkeit von Sinneszellen (s. S. 95). Neben Nervenzellen, deren Axone das periphere Nervensystem bilden, gibt es auch Neurone, die völlig innerhalb des ZNS verlaufen *(Interneurone).*

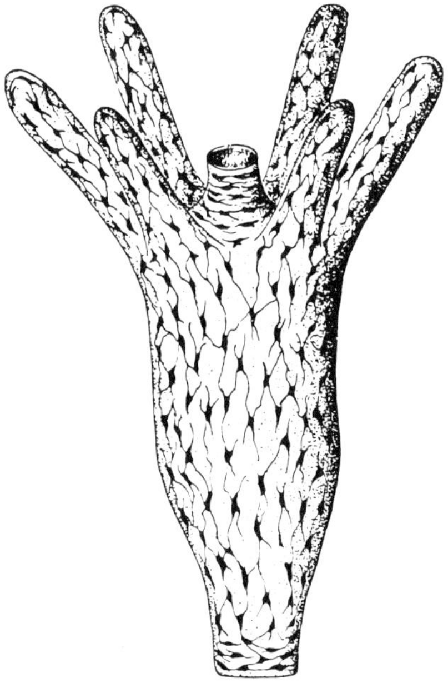

Bild 88: Schema des Nervennetzes eines Polypen

Im **Strickleiternervensystem** der Gliedertiere (Artikulaten) ist der größte Teil der Nervenzellen im Körperinnern zu *Nervenknoten (Ganglien)* zusammengezogen. Die Ganglien sind unter sich und mit den Sinneszellen, Muskeln und Drüsen durch Nervenbahnen verbunden.

Bei den *Gliederfüßlern* (Arthropoden) ist das Strickleiternervensystem vor allem im Bereich der Brust und des Kopfes konzentriert. Bei den Insekten ist das Gehirn besonders stark entwickelt und differenziert. Dies steht in Zusammenhang mit den sehr leistungsfähigen Sinnesorganen des Kopfes und dem reichhaltigen Instinktrepertoire.

Bei allen **Wirbeltieren** liegt das Nervensystem auf der Rückenseite des Körpers. Es entsteht auf der Oberseite des Keimes aus einer rinnenförmigen Einsenkung der Außenhaut, die sich abschnürt und zu einem röhrenförmigen Gebilde zusammenschließt. Das Hinterende liefert das den Körper durchziehende *Rückenmark*. An seinem Vorderende entsteht das später von der Schädelkapsel umschlossene *Gehirn*. Es entwickelt sich aus fünf bläschenförmigen Erweiterungen des Nervenrohres, so daß im Grundbauplan aller Wirbeltiergehirne von vorn nach hinten die fünf Abschnitte: *Vorderhirn, Zwischenhirn, Mittelhirn, Hinterhirn* und *Nachhirn* oder *verlängertes Mark* zu unterscheiden sind. Gehirn und Rük-

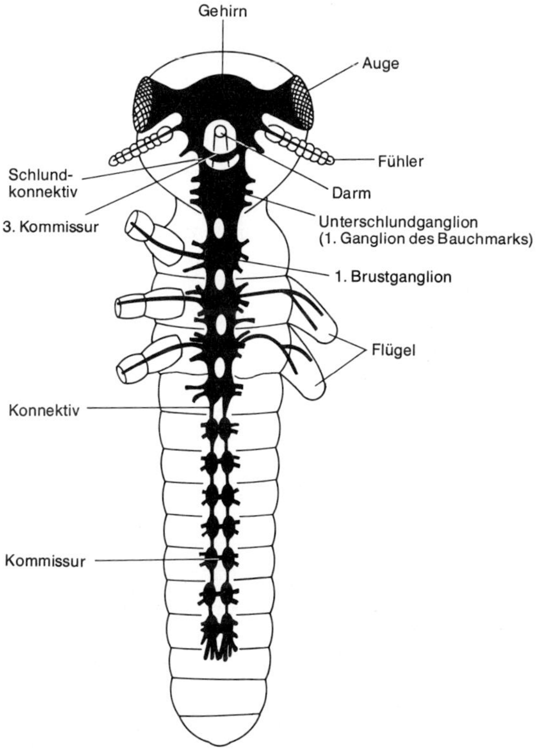

Bild 89: Grundbauplan des Strickleiternervensystems eines Insektes. Blick von der Bauchseite her. Die peripheren Nerven sind meistens weggelassen.

kenmark werden als *Zentralnervensystem* bezeichnet, während die Nervenstränge, die ihm die Sinneseindrücke zuführen oder Befehle an die ausführenden Organe übertragen, das *periphere Nervensystem* bilden. Daneben ist noch ein ziemlich selbständiges (»autonomes«) Nervensystem vorhanden, das als *vegetatives Nervensystem* die Eingeweide versorgt.

Aufgabe

Definieren Sie: Nervennetz, Strickleiternervensystem, zentrales und peripheres Nervensystem, Ganglion.

11. Forschungsmethoden in der Physiologie des Zentralnervensystems

a) Die älteste Methode beruht auf der **Untersuchung von Ausfallserscheinungen** nach Verletzung oder Zerstörung bestimmter Teile z.B. des Gehirns oder des Rückenmarks. Solche Verletzungen können bei Tieren durch experimentellen Eingriff, beim Menschen durch Unfälle, Kriegsfolgen oder Krankheiten hervorgerufen worden sein. Die Methode zeigt, welche Aufgaben von einem bestimmten Gehirnteil ausgeführt werden. Aus dem Ausfall einer Leistung nach der Verletzung eines bestimmten Gehirnteils kann man allerdings nur schließen, daß der betreffende Gehirnteil an dieser Leistung mitwirkt. Ob er sie alleine bewerkstelligt, darüber gibt die Methode keine Auskunft, ebensowenig darüber, auf welche Weise er diese Leistung erbringt.

b) **Aufklärung der Feinstruktur:** Um die Arbeitsweise von Teilen des Nervensystems erkennen zu können, muß man wissen, wie die einzelnen Neurone verlaufen und mit welchen anderen Neuronen sie in Kontakt treten. Man bedient sich dabei der auf S. 2f. geschilderten Methoden. Den genauen Bau kennt man bis jetzt nur von einigen besonders regelmäßig gebauten Abschnitten des Zentralnervensystems.

c) **Ableiten von Aktionspotentialen:** Man sticht dazu feine Elektroden ins Gehirn ein (s. S. 9ff.).

d) **Elektrische Reizung:** Man kann einzelne Zentren mit feinen Elektroden elektrisch reizen und bei Tieren aus den dadurch ausgelösten Verhaltensweisen Rückschlüsse ziehen. Der nur örtlich betäubte Mensch mit freigelegtem Gehirn kann bei solchen Reizungen zusätzlich noch über seine Empfindungen berichten. Durch die feinen Elektroden wird das Gehirn bei solchen Untersuchungen nicht verletzt. Sie dienen bei Gehirnoperationen in erster Linie dazu, die Funktionsfähigkeit und die genaue Lage einzelner Zentren zu erkennen, haben aber auch wesentliche Erkenntnisse über die Wirkungsweise des Gehirns gebracht.

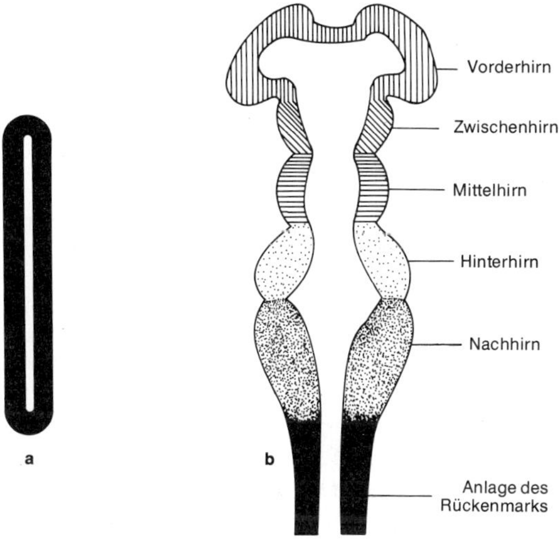

Bild 90: Umbildung des Nervenrohres zum Gehirn. a Das ursprüngliche Nervenrohr. b Die Ausbildung der fünf Gehirnabschnitte

e) **Injektion chemischer Substanzen:** Nervenzellen lassen sich durch chemische Substanzen erregen (s. Synapse). Man kann also mit feinen Kanülen gewisse chemische Stoffe (z.B. Azetylcholin, Noradrenalin, Geschlechtshormone) in bestimmte Gehirnbezirke injizieren. Verschiedene chemische Stoffe, die an die gleiche Stelle injiziert werden, können unterschiedliches Verhalten auslösen. Die Substanzen aktivieren jeweils andere Synapsen, so daß verschiedene Gruppen von Nervenzellen erregt werden.

f) **Das Neuronenmodell.** An einer Nervenzelle endigen Synapsen von vielen anderen Nervenzellen. Ein Teil dieser Synapsen wirkt durch Senken des Membranpotentials der Nervenzelle erregend, ein anderer Teil durch Erhöhung des Membranpotentials hemmend. Das tatsächliche Potential der betreffenden Nervenzelle hängt daher vom zahlenmäßigen Verhältnis erregender und hemmender Synapsen ab sowie von der Frequenz der Aktionspotentiale, die zu den einzelnen Synapsen gelangen. Da die Synapsen für die Erniedrigung oder Erhöhung des Membranpotentials verantwortlich sind und die Frequenz der Aktionspotentiale im Neurit proportional zur Erniedrigung des Membranpotentials ansteigt, bestimmen die Synapsen in ihrer Gesamtheit die Frequenz der Aktionspotentiale im weiterleitenden Neurit. Zellkörper und Synapsen sind daher die »Rechenstellen« des Nervensystems.

Die Abhängigkeit der Frequenz der Aktionspotentiale im weiterleitenden Neurit von der Gesamtheit der an der Nervenzelle ankommenden Aktionspotentiale nennt man die Eingangs-Ausgangs-Beziehungen der Nervenzelle. Kennt man sie bei einem bestimmten Neuron, so kann man die Eigenschaften dieses Neurons mit einem Computer nachbilden (Neuronenmodell). Durch Verknüpfung mehrerer Neuronenmodelle in unterschiedlicher Weise läßt sich feststellen, welche Eigenschaften diese künstlichen Neuronennetze haben. Die Eigenschaften kann man dann mit dem Verhalten eines natürlichen Systems vergleichen. Die motorischen Nervenzellen des Rückenmarks sind so gut bekannt, daß man ihre Eingangs-Ausgangs-Beziehungen auf einem Computer simulieren kann. Man kann nun mehrere solcher Neuronenmodelle in unterschiedlicher Weise miteinander verknüpfen und die Eigenschaften dieser Systeme ermitteln. Eine Verknüpfungsweise wäre z.B., daß drei solcher Neuronenmodelle zu einem Kreis verbunden sind. Sie sollen sich gegenseitig hemmend beeinflusssen. Führt man einem

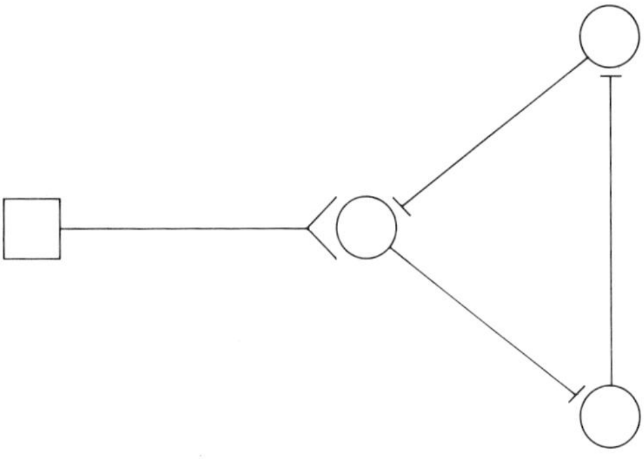

Bild 91: Verbindet man drei Neuronenmodelle in der gezeichneten Weise und führt ihnen unregelmäßig verteilte Impulse zu, werden die Neurone rhythmisch tätig. ○— Modell eines Motoneurons des Rückenmarks, □—— Impulsgenerator, der zufällig, d.h. unregelmäßig verteilte Impulse aussendet. ——< erregende, —┤ hemmende Verbindung

der Neuronenmodelle in unregelmäßigen Abständen erregende Impulse zu, geben alle Neuronenmodelle rhythmisch, d.h. in regelmäßigen Abständen Impulse ab. Diese Systemeigenschaft läßt sich anschaulich nicht ableiten.

Mit der kybernetischen Methode des Neuronenmodells kann man also erkennen, welche Systemeigenschaften eine kleine Gruppe von Neuronen besitzt, deren Eigenschaften und Verknüpfungsweisen genau bekannt sind. Normalerweise kennt man aber eine bestimmte Eigenschaft und sucht einen Neuronenverband, der diese Leistung hervorbringt. Für eine solche Aufgabe ist es nützlich, zu wissen, welche Arten von Verknüpfungen überhaupt denkbar sind und welche Eigenschaften die jeweiligen Systeme besitzen. Dazu kann man im Modell verschiedene Verknüpfungsarten herstellen und die jweiligen Systemeigenschaften feststellen. Sucht man also z.B. nach einem System, das rhythmische Impulse abgibt, kommen mindestens drei Neurone, die hemmend zu einem Kreis verbunden sind, als mögliche Erzeuger dieser Impulse besonders in Betracht.

g) Die **Beobachtung des tierischen Verhaltens** liefert Hinweise auf Gehirnfunktionen, und zwar besonders dann, wenn das Verhalten unter genau bekannten Bedingungen studiert wird. Ein Beispiel für diese Methodik ist die Untersuchung der Funktion der Statozysten bei Fischen. Man kann die Beziehungen zwischen Reiz und Reaktion oft quantitativ bestimmen und sie in Form eines sogenannten Funktionsschemas darstellen. Beispiele für solche Funktionsschemata sind der Regelkreis und die gegenseitige Hemmung. Ein Funktionsschema zeigt nur, auf welche Weise die Ausgangsgrößen eines Systems (z.B. eine bestimmte Verhaltensweise) von den Eingangsgrößen (z.B. Sinnesreize) abhängen, sagt aber nichts über die beteiligten Neuronen aus.

h) Das **Elektroenzephalogramm.** Durch außen an den Kopf angelegte Elektroden kann die gesamte elektrische Aktivität des Gehirns registriert werden (Elektroenzephalogramm EEG). Je nach dem Funktionszustand des Gehirns (Wachen-Schlafen) zeigt das EEG eine bestimmte charakteristische Form. Auch gewisse Krankheiten (z.B. Epilepsie) spiegeln sich in einer Veränderung des EEG.

Aufgaben

1. Angenommen, man kennt den genauen anatomischen Feinbau eines bestimmten Gehirnabschnitts. Kann man dann die Systemei-

genschaften dieses Abschnitts mit Hilfe einer Computersimulierung erkennen?

2. Schildern Sie Vor- und Nachteile der Methoden a, c und d bei der Erforschung der Frage, welche Aufgaben ein bestimmter Gehirnteil hat.

12. Grundsätzliches zur Arbeitsweise eines Nervensystems

Es ist sehr schwierig, die Systemeigenschaften eines größeren Teils des ZNS zu erkennen. Deshalb hat man sich schon früh dem Studium eindeutig definierter, kleiner Gruppen von Neuronen innerhalb des ZNS zugewandt (z.B. die an der Auswertung bestimmter Sinnesmeldungen beteiligten Neurone s.S. 82 ff.). Eine solche kleine Gruppe von Neuronen sind auch die an einem **Reflex** beteiligten Zellen (*Reflexbogen*). Ein Reflex ist eine nervös ausgelöste Reaktion eines Tieres auf einen bestimmten Reiz hin. Der Reiz wird im einfachsten Fall von einer Sinneszelle in Erregung umgewandelt. Diese wird über eine afferente Faser zum ZNS geleitet und dort auf ein Motoneuron umgeschaltet, das die Erregung über eine efferente Faser einem Muskel zuführt. Wenn die afferente Faser direk-

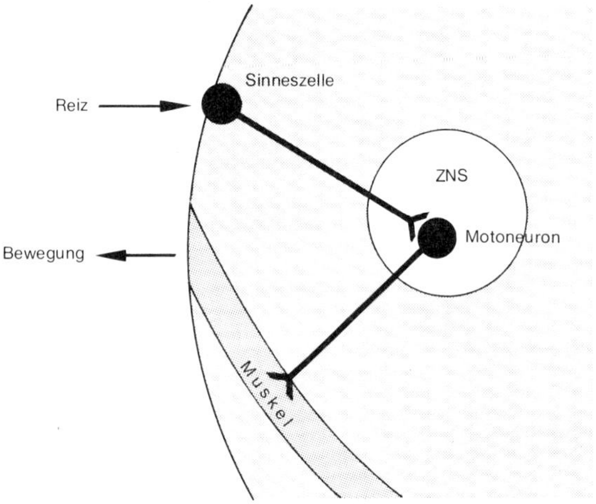

Bild 92: Schema eines Reflexbogens

ten synaptischen Kontakt mit dem Motoneuron hat, bezeichnet man dies als monosynaptischen Reflex (z.B. die von Muskelspindeln ausgelösten Reflexe wie der Kniesehnenreflex). Normalerweise sind zwischen afferenter Faser und Motoneuron ein bis mehrere Interneurone eingeschaltet (di- bzw. polysynaptischer Reflex).

Da sich Reflexe verhältnismäßig einfach isoliert untersuchen lassen, vergißt man leicht, daß sie fast immer Teile von größeren Funktionskreisen sind. So sind viele Reflexe Teile von Regelkreisen. Außerdem wird die Tätigkeit eines bestimmten Motoneurons im allgemeinen auch von anderen Sinneszellen und von übergeordneten Zentren des ZNS beeinflußt (s. S. 144 ff.).

Reflexe laufen häufig immer in gleicher stereotyper Weise ab. Man kennt aber auch Beispiele, bei denen der Reflexerfolg nicht nur vom Reiz, sondern auch von anderen Faktoren bestimmt wird. Berührt man z. B. die Oberseite der Pfote einer laufenden Katze, so hat das recht unterschiedliche Folgen, je nachdem, in welcher Position sich das Bein befindet. Erfolgt der Reiz während des Vorschwingens, wird das Bein stark angehoben, weil sich alle Beugemuskeln kontrahieren (dadurch kann das Bein unter natürlichen Umständen einem Gegenstand , das den Reiz verursacht, ausweichen). Erfolgt der Reiz, solange das Bein auf dem Boden nach hinten stemmt, werden die Streckmuskeln aktiviert. Dadurch wird der Schritt beschleunigt. Das Reflexgeschehen scheint also eine gewisse Plastizität zu besitzen.

Früher hat man teilweise angenommen, die gesamte Tätigkeit des ZNS vor allem niederer Tiere lasse sich auf eine Kette von Reflexen zurückführen. Schon die Plastizität des Reflexgeschehens widerspricht aber dieser Auffassung. Es ließ sich weiterhin zeigen, daß auch nach Durchtrennung aller sensorischer Eingänge das ZNS wohlkoordinierte Erregungen der Motoneurone haben kann. So bewegen Fische, denen man das Gehirn zerstörte und deren sämtliche sensorischen Nerven durchtrennt waren, ihre Flossen rhythmisch in koordinierter Weise. Es muß also im Rückenmark Zentren geben, die ohne Anstoß von außen rhythmische Erregungen erzeugen können. In einem intakten Tier kann der Rhythmus dieser Zentren offensichtlich von Sinnesmeldungen modifiziert werden. Man muß sich die Tätigkeit des ZNS bei der Steuerung von Bewegungen also als ein Zusammenwirken von zentralen (völlig im ZNS lokalisierten) und peripheren (von Sinnesorganen beeinflußten) Mechanismen vorstellen.

Um zu untersuchen, wie das Zusammenspiel einzelner Neurone erfolgt, untersucht man Ganglien mit verhältnismäßig wenigen, eventuell sogar individuell erkennbaren Nervenzellen. Ein solches, sehr kleines Ganglion ist das **Herzganglion der höheren Krebse**. Es besteht aus 9 Neuronen (5 große und 4 kleine). Es steuert durch rhythmische Entladungen die Kontraktion des Herzens. Die 4 kleinen Neurone sind die Schrittmacherneurone. Als Schrittmacherneuron bezeichnet man ein Neuron, das für sich allein rhythmisch aktiv wird und andere Neurone zur Aktivität veranlaßt. Die Ursache für die Aktivität der Schrittmacherneurone ist eine rhythmische Veränderung des Membranpotentials dieser Zellen. Immer wenn die Schwelle überschritten wird, werden Aktionspotentiale ausgelöst. Die 5 großen Neurone sind die Motoneurone, die die Herzmuskelfasern innervieren. Sie werden im intakten Ganglion von den Schrittmacherneuronen zur Entladung veranlaßt. Trennt man die Schrittmacherneurone ab, sind die Motoneurone ebenfalls rhythmisch aktiv, allerdings mit einer sehr viel niedrigeren Frequenz.

Das **stomatogastrische Ganglion** der Languste und anderer höherer Krebse steuert die Bewegungen des Magens. Es enthält 30 Neurone. Es erzeugt rhythmische Entladungsmuster, die die komplizierten Bewegungen der beiden Teile des Magens (Pylorus und Magenmühle) steuern. Einer der Rhythmen (Pylorusrhythmus) wird offensichtlich von 3 Schrittmacherneuronen erzeugt. Diese steuern über chemische und elektrische Synapsen 11 andere Zellen, die daraufhin das komplizierte Erregungsmuster hervorbringen. Der Rhythmus der Magenmühle wird offensichtlich nicht durch Schrittmacherneurone produziert. Das Erzeugen rhythmischer Entladungen ist hier eine Systemeigenschaft des gesamten Netzwerkes der beteiligten Neurone. Die beiden Rhythmen, die das Ganglion abgibt, werden also auf ganz unterschiedliche Weise gebildet.

Ebenfalls sehr häufig untersuchte Objekte sind einzelne Ganglien des Blutegels oder mariner Schnecken, vor allem der Nacktschnecke **Aplysia**. Hier ist es zum ersten Mal gelungen, bestimmte Verhaltensweisen nahezu vollständig durch die Tätigkeit bestimmter Neurone zu erklären.

Die bisher genannten Ganglien der **Wirbellosen** steuern ein sehr einfaches Verhalten. Um auch die neurale Grundlage komplizierterer Verhaltensweisen zu erforschen, werden vor allem Ganglien des Strickleiternervensystems von Krebsen und Insekten untersucht. Diese Ganglien haben zwar wesentlich mehr Neurone als die bisher genannten, aber immer noch so wenig, daß man hoffen kann, in der Zukunft Verhalten auf der Basis identifizierter Neurone erklären zu können. Für einige Insekten und Krebse existieren schon Karten, auf der die Lage vieler individuell bekannter Nervenzellen eingetragen ist. Bisher ist es allerdings in keinem der genannten Fälle gelungen, eine wirklich quantitative Erklärung für eine bestimmte Verhaltensweise zu geben.

Im ZNS der **Wirbeltiere** ist die Zahl der Nervenzellen so groß, daß man in absehbarer Zeit nicht mit identifizierten, individuell bekannten Neuronen arbeiten kann. Glücklicherweise treten hier oft Klassen von Neuronen mit gleichen Eigenschaften auf (z.B. α-Motoneurone, Neurone in der Sehrinde des Gehirns mit gleichartig strukturiertem rezeptivem Feld). Dann kann man wenigstens mit einem Neuron einer bekannten Klasse, wenn auch nicht mit einem individuell bekannten Neuron arbeiten.

13. Das Nervensystem der Säugetiere

13.1 Das Rückenmark

Der Beschreibung des Rückenmarks sind die Verhältnisse beim Menschen zugrunde gelegt. Es liegt im Wirbelkanal der Wirbelsäule, den es bis zum ersten Lendenwirbel durchzieht. Es besteht aus zwei deutlich getrennten Schichten, der äußeren weißen Substanz und der inneren grauen Substanz, die im Querschnitt etwa die Form eines H aufweist. Die graue Substanz besteht im wesentlichen aus Nervenzellen und einem Geflecht von Dendriten und Neuriten, während die weiße Substanz Nervenfasern in großer Zahl enthält, welche die Verbindung zum Gehirn sowie zwischen den einzelnen Teilen des Rückenmarks herstellen. Die Neurone des ZNS sind von bindegewebsartigen Zellen umgeben. Man nennt sie *Glia-Zellen.*

Zwischen je zwei Wirbeln entspringt jederseits ein Rückenmarksnerv mit einer vorderen und hinteren Wurzel aus der grauen Substanz, insgesamt 31 Paare. Die vordere Wurzel sendet motorische Nervenfasern zu den Muskeln des Rumpfes. Durch die hintere Wurzel leiten sensible Nervenbahnen Sinneserregungen dem Rükkenmark zu. Beide Wurzeln vereinigen sich nicht weit vom Rükkenmark zu einem gemischten Nerv, welcher sich bald wieder aufteilt und außerdem eine Verbindung zum vegetativen Nervensystem entsendet. Die motorischen Nervenfasern haben ihre Zellkörper in der grauen Substanz. Die Zellkörper der sensiblen Fasern liegen außerhalb des Rückenmarks in einer Anschwellung der hinteren Wurzel, dem Spinalganglion. Sensible und motorische Neurone treten innerhalb der grauen Substanz miteinander in Verbindung. Jeder Rückenmarksnerv versorgt einen gesonderten Bezirk.

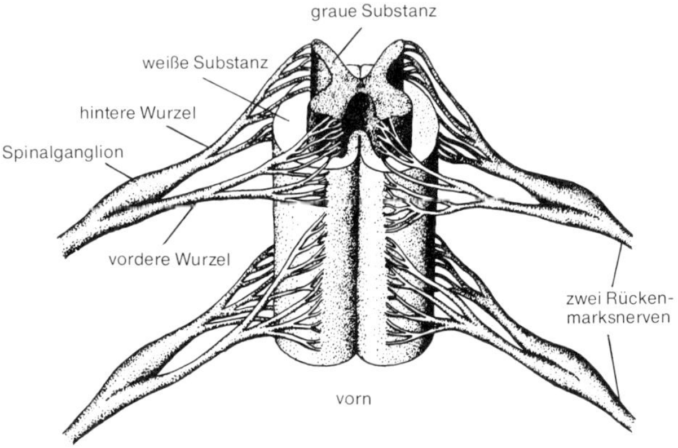

Bild 93: Bau des menschlichen Rückenmarks mit austretenden Rückenmarksnerven. Oben ist die weiße Substanz weggenommen, um die Form der grauen Substanz zu zeigen.

Werden durch einen leichten Schlag auf die Sehne des großen Unterschenkelstreckers unterhalb der Kniescheibe Muskelspindeln gereizt, so senden diese eine Erregungswelle durch die sensible Nervenbahn über das Spinalganglion in die graue Substanz des Rückenmarks, wo die Erregung auf eine motorische Nervenzelle umgeschaltet wird (s. Kniesehnenreflex, S. 94). Reflexbahnen dieser Art sind im Bereich des Rückenmarks in großer Zahl vorhanden. In der grauen Substanz können aber auch Umschaltungen auf andere Teile des Rückenmarks erfolgen und so Erregungen auf Muskeln und Muskelgruppen übertragen werden, die vom Reizort weit entfernt liegen (Wegziehen des Arms, wenn der Finger einen heißen Gegenstand berührt). Das Rückenmark ist also ein selbständig arbeitendes Reflexorgan.

Die vielfältigen Beziehungen, die innerhalb des Rückenmarks bestehen, seien am Beispiel der sogenannten α-**Motoneurone**, einem besonders gut untersuchten Beispiel , dargestellt. Als α-Motoneurone bezeichnet man die Motoneurone, welche die Muskulatur direkt versorgen (im Gegensatz zu den γ-*Motoneuronen*, welche die Muskelfasern der Muskelspindeln versorgen). S. 93f. wurde dargestellt, daß ein α-Motoneuron von den sensiblen Fasern der Muskelspindeln des gleichen Muskels erregt wird. Dadurch wird die Muskellänge konstant gehalten. Auch die Muskelspindeln des antagonistischen Muskels wirken auf das Motoneuron ein. Die Einwirkung ist allerdings nicht direkt, sondern es ist ein Neuron dazwischengeschaltet. Das Interneuron bildet mit dem α-Motoneuron hemmende Synapsen. Dehnung eines Muskels läßt also dessen Antagonisten erschlaffen, da die Dehnung die sensiblen Spindelfasern aktiviert, was über das zwischengeschaltete Interneuron zu einer Hemmung der α-Motoneurone des Antagonisten führt.

Da antagonistische Muskeln mechanisch gekoppelt sind, führt die Dehnung des einen Muskels zu einer Entdehnung des Antagonisten. Um gegen eine aufgezwungene Dehnung anzuarbeiten, ist es günstig, wenn sich nicht nur der gedehnte Muskel kontrahiert, sondern auch der Antagonist erschlafft. Der geschilderte Reflex ist also ebenfalls Teil des Regelmechanismus, der die Muskellänge konstant halt.

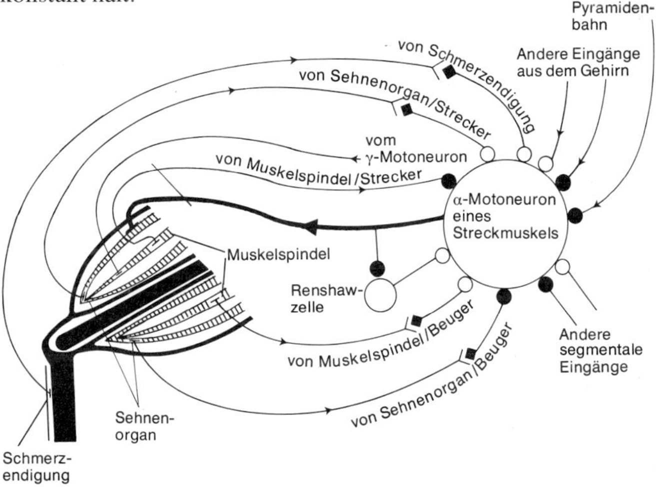

Bild 94: Die verschiedenen Eingänge bei einem α-Motoneuron, schematisch. ——● erregende Synapse; ——○ hemmende Synapse ——<◆—— = Interneuron

Vom Axon des α-Motoneurons zweigt noch innerhalb des Rükkenmarks eine Faser ab und zieht zu einem Interneuron, der sogenannten *Renshaw-Zelle,* mit der sie erregende Synapsen bildet. Die Fasern der Renshaw-Zelle ziehen zum α-Motoneuron zurück und hemmen es. Die Hemmung ist nicht so stark, daß dadurch die Erregung des Motoneurons völlig unterdrückt wird. Es werden nur zu starke Erregungen verhindert. Dadurch wird einer Schädigung des Muskels durch zu heftige Kontraktionen vorgebeugt.

In der Sehne eines Muskels liegen dehnungsempfindliche Sinnesorgane, die sogenannten *Sehnenorgane*. Die Sehne dehnt sich, wenn der Muskel eine gewisse Kraft erzeugt. Die Sehnenorgane messen also die vom Muskel erzeugte Kraft, während die Muskelspindeln die Muskellänge messen. Die sensiblen Fasern der Sehnenorgane haben hemmende Verbindungen zu den α-Motoneuronen des gleichen Muskels und erregende Verbindungen zu den α-Motoneuronen des antagonistischen Muskels (sie wirken also gerade umgekehrt wie die Muskelspindeln). Die Verbindung ist nie direkt, sondern es ist mindestens ein Interneuron zwischengeschaltet. Eine Zunahme der Muskelspannung führt also über die Erregung der Sehnenorgane zu einer Abnahme der Aktivität der zugehörigen Motoneurone und damit zu einem Nachlassen der Muskelspannung. Offensichtlich liegt hier ein Regelkreis vor, der die Muskelspannung konstant zu halten versucht und damit auch zu starkes Anwachsen der Spannung mit der Gefahr vor Muskel- und Sehnenrissen verhindert. Dieser Regelkreis kann mit dem Muskelspindelregelkreis in Konkurrenz treten. Wenn z. B. beim Heben einer schweren Last der Sollwert der Muskellänge im Muskelspindelregelkreis nicht erreicht wird, würde die vom Muskel erzeugte Kraft, die allein von diesem Regelkreis hervorgebracht wird, sehr stark ansteigen. Ein solcher zu starker Anstieg wird durch den Sehnenorgan-Regelkreis unterbunden.

Wird an einem gehirnlosen Tier (Katze) eine Hinterpfote schmerzhaft gereizt, so beobachtet man ein Wegziehen der gereizten Extremität. Es ließ sich zeigen, daß durch den *Schmerzreiz* die Motoneurone der Beugemuskeln aller Beingelenke erregt, die Motoneurone der Streckmuskeln aller Beingelenke aber gehemmt werden. Der Reflex läuft über mehrere Interneurone. Gleichzeitig mit dem Beugen aller Gelenke des gereizten Hinterbeines beobachtet man ein Strecken des nicht gereizten Hinterbeines. Offensichtlich werden also durch ein schmerzhaftes Kneifen die Motoneurone der Strecker des gegenüberliegenden Beines erregt und die der Beugemuskeln gehemmt. Das Ganze ist ein Schutzreflex, der durch die Beugung des gereizten und die Streckung des gegenüberliegenden Beines die gereizte Stelle aus der Gefahrenzone bringt. Wir beobachten den Reflex auch an Vorderbeinen und auch an gesunden Tieren und beim Menschen. Bei intaktem Gehirn kann er aber unter Umständen nicht so deutlich ausfallen. Kräftige schmerzhafte Reizung eines Hinterbeines führt auch zu einer

Streckung der Vorderbeine. Es gehen also auch Reflexwege zu Motoneuronen anderer Teile des Rückenmarks. Überhaupt ist die gegenseitige Beeinflussung der einzelnen Segmente des Rückenmarks sehr stark, wie man allein schon aus der großen Zahl von Nervenfasern erkennt, die die einzelnen Segmente des Rückenmarks miteinander verbinden. Enthirnte niedere Wirbeltiere können nach einem äußeren Reiz laufen. Die Art der Verknüpfung der Neurone des Rückenmarks ermöglicht es also, nach einem entsprechenden Anstoß aus der Peripherie oder aus höheren Zentren des ZNS, komplexe Bewegungen auszuführen und aufeinander abzustimmen.

Bis jetzt wurden nur die Einflüsse von Sinnesorganen auf die α-Motoneurone besprochen. Zur Ausführung willkürlicher Bewegungen muß aber das Gehirn die Möglichkeit haben, in die Tätigkeit der α-Motoneurone einzugreifen. Dies geschieht im wesentlichen über zwei Leitungswege: direkt über die Nervenfasern der Pyramidenbahnen und indirekt über die Fasern der extrapyramidalen Bahnen. (Der Darstellung sind die Verhältnisse bei den Säugern und dem Menschen zugrundegelegt.) Der Name Pyramidenbahn kommt von einer als Pyramide bezeichneten Struktur im Hirnstamm, die nur von den Pyramidenbahnen, nicht aber von den extrapyramidalen Bahnen durchlaufen wird.

Die Zellkörper der Fasern der **Pyramidenbahn** liegen in der Großhirnrinde. Die Axone dieser Zellen laufen ohne Unterbrechung bis ins Rückenmark. Die Fasern enden teilweise direkt, teilweise über die Vermittlung von Interneuronen an α- und γ-Motoneuronen desselben Rückenmarksegmentes. Fasern der **extrapyramidalen Bahnen** kommen ebenfalls von der Großhirnrinde, sind aber durch eine oder mehrere Synapsen vor allem im Hirnstamm unterbrochen. Es bestehen enge Verbindungen zum Kleinhirn und zu dem Gehirnabschnitt, der die Schweresinnesorgane innerviert. (Einzelheiten des Zusammenwirkens dieser Hirnabschnitte s. S. 161 f.). Die Fasern der extrapyramidalen Bahnen enden ebenfalls an α- und γ-Motoneuronen. Bei Bewegungen werden α- und γ-Motoneurone gleichzeitig aktiviert. Die Erregung der α-Motoneurone erzeugt den raschen Beginn der Bewegung. Die Erregung der γ-Motoneurone sorgt dafür, daß gleichzeitig der Sollwert im Muskelspindelregelkreis verstellt wird. Dadurch wird die Bewegung durch diesen Regelkreis nicht gestoppt, sondern vielmehr erreicht, daß der Muskel auf unvorhersehbare Störungen richtig reagiert.

Im Bild 94 sind die vielfältigen Einwirkungen auf ein α-Motoneuron schematisch zusammengefaßt. Die Impulsfrequenz im Axon dieses Neurons hängt von vielen Eingangsgrößen ab. Viele andere Neurone im ZNS haben wahrscheinlich gleich viele oder noch mehr verschiedene Eingangsgrößen. Die genaue Abhängigkeit der Ausgangsgröße (die Impulsfrequenz im Axon) von einer bestimmten Eingangsgröße ist in diesem Fall nur dann eindeutig zu erhalten, wenn alle anderen Eingangsgrößen konstant gehalten werden können, was nicht immer möglich ist.

Die Beeinflussung der α-Motoneurone sollte als Beispiel für die vielfältigen Beziehungen innerhalb des Rückenmarks, aber auch für die Beziehungen des Rückenmarks zum Gehirn und zur Körperperipherie dienen. Selbstverständlich empfängt das Rückenmark von den anderen, außerhalb des Kopfes liegenden Sinnesorganen ebenfalls Meldungen, die es ans Gehirn weitergibt. Ebenso sind auch andere Teile des Gehirns direkt oder indirekt mit dem Rückenmark verbunden. Das Rückenmark ist also auch eine wichtige Durchgangsstation für Nervenerregungen. Werden solche Verbindungen durch eine Rückenmarksverletzung unterbrochen, dann ist für den abgetrennten Bereich das Gefühl völlig ausgeschaltet; willkürliche Bewegungen sind dort nicht mehr möglich (Querschnittslähmung).

Aufgaben

1. Definieren Sie: graue Substanz, weiße Substanz, Spinalganglion, α-Motoneuron, Pyramidenbahn.

2. Zeichnen Sie ein der Abb. 94 entsprechendes Schema für ein α-Motoneuron eines Beugemuskels.

3. Zeichnen Sie ein Schema, in dem die Einflüsse von Muskelspindeln und Sehnenorganen eines Streckmuskels auf je ein α-Motoneuron des Streck- und Beugemuskels dargestellt sind.

4. Welche der in Abb. 94 dargestellten Nervenbahnen verlaufen in der vorderen und welche in der hinteren Wurzel des entsprechenden Rückenmarksnervs?

5. Zeichnen Sie schematisch den Einfluß eines γ-Motoneurons auf ein α-Motoneuron.

6. Wie kann man operativ die gesamten sensorischen Eingänge des Rückenmarks unterbinden, den motorischen Ausgang aber völlig intakt lassen?

13.2 Das Eingeweidenervensystem

Die bisher besprochenen Teile des Nervensystems der Wirbeltiere dienen der Auseinandersetzung mit der Umwelt: das sensible Nervensystem empfängt und verarbeitet Nachrichten aus ihr und das motorische System dient der Fortbewegung in ihr. Es unterliegt großenteils der willkürlichen Kontrolle. Das Eingeweide- oder vegetative Nervensystem dagegen steuert die Funktion der inneren Organe. Es unterliegt nicht der willkürlichen Kontrolle. Deshalb nennt man es auch *autonomes Nervensystem*. Die Zellkörper der die Organe versorgenden Neurone liegen außerhalb des Zentralnervensystems in sogenannten *vegetativen Ganglien*. Diese erhalten ihre Befehle vom ZNS. Im vegetativen Nervensystem kann man zwei Teile unterscheiden: das *sympathische* und das *parasympathische Nervensystem.*

Die **sympathischen Ganglien** liegen zu beiden Seiten der Wirbelsäule. Beide Reihen sind untereinander verbunden (Grenzstrang des Sympathikus). Die Neurone der sympathischen Ganglien empfangen Befehle von Nervenfasern, die aus dem Rückenmark kommen. Die Axone der sympathischen Ganglienzellen ziehen zur glatten Muskulatur aller inneren Organe (Blutgefäße, Eingeweide, Ausscheidungsorgane) zum Herzmuskel und zu den Drüsen. Sie bilden dort Synapsen. Der Überträgerstoff dieser Synapsen ist Noradrenalin. Es wirkt auf die glatte Muskulatur der Eingeweide und Ausscheidungsorgane sowie auf die Verdauungsdrüsen hemmend, auf alle anderen Organe aber erregend. Interessant ist in diesem Zusammenhang das Nebennierenmark. Diese Hormondrüse besteht aus umgewandelten sympathischen Nervenzellen, die bei einer Erregung Adrenalin freisetzen. Adrenalin ist ähnlich gebaut wie Noradrenalin und erzeugt die gleichen Wirkungen. Dieses Adrenalin gelangt in den Kreislauf. Hier zeigt sich die Eigenschaft einer jeden Nervenzelle, Stoffe nach außen abzugeben, d. h. auch als Drüsenzelle zu wirken, besonders deutlich.

Für Noradrenalin und Adrenalin existieren auf der postsynaptischen Seite offensichtlich zwei verschiedene Arten von Rezeptormolekülen (α- und ß-Rezeptoren). In einem bestimmten Organ ist im allgemeinen nur ein Typ von Rezeptormolekülen vorhanden (im Herz z. B. nur ß-Rezeptoren). Es gibt nun bestimmte Pharmaka, die selektiv entweder nur die α- oder nur die ß-Rezeptoren blockieren (sogenannte α- bzw. *ß-Blocker*). Mit ihnen kann die sympathische Wirkung auf bestimmte Organe gehemmt werden, ohne daß andere Organe dadurch beeinträchtigt werden.

Die **parasympathischen Ganglien** liegen verstreut in der Nähe der versorgten Organe. Sie beziehen ihre Befehle vom ZNS über den *Nervus vagus*, der im Hirnstamm entspringt und über Fasern aus dem untersten Teil des Rückenmarks. Mit Ausnahme der Blutgefäße werden alle vom Sympathikus versorgten Organe auch vom Parasympathikus innerviert. Die Überträgersubstanz der parasympathischen Fasern ist Azetylcholin. Dieses wirkt auf die einzel-

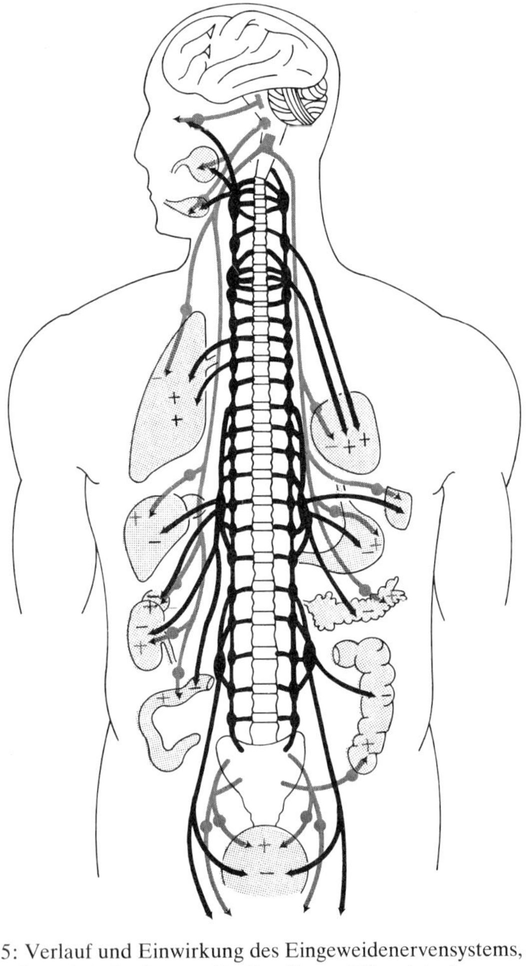

Bild 95: Verlauf und Einwirkung des Eingeweidenervensystems, schematisch und vereinfacht dargestellt. Der Sympathikus ist schwarz, seine Gegenspieler sind grau gezeichnet. Durch + ist die anregende, durch – die hemmende Tätigkeit angedeutet.

nen Organe gerade umgekehrt wie die Überträgersubstanz der sympathischen Fasern.

Der Sympathikus steigert die Tätigkeit des Blutkreislaufsystems und hemmt die Eingeweidetätigkeit. Er erhöht damit die Bereitschaft des Organismus zu Angriff, Verteidigung oder Flucht. Der Parasympathikus dagegen fördert Vorgänge, die der Erholung dienen.

Sinnesorgane im Eingeweidebereich werden wie alle Sinnesorgane von sensiblen Nervenzellen versorgt, deren Zellkörper in den Spinalganglien liegen. Diese Nervenfasern rechnet man nicht zum Eingeweidenervensystem. Viele dieser sensiblen Nervenfasern laufen im Nervus vagus. Sie haben ihre Zellkörper in einem Spinalganglion unterhalb der Schädelbasis.

Aufgaben

1. Es gibt auch Reflexbögen im Bereich des vegetativen Nervensystems. Wie viele Synapsen liegen in einem solchen vegetativen Reflexbogen mindestens zwischen der Sinneszelle und dem ausführenden Organ?

2. »Als Neurosekretion bezeichnet man die Abgabe von bestimmten Stoffen, z. B. Hormonen, aus Nervenzellen an die Umgebung.« Ist diese Definition sinnvoll und eindeutig, da man von Neurosekretion nur dann spricht, wenn die abgegebenen Stoffe auch in größerer Entfernung von der produzierenden Zelle ihre Wirkung entfalten, also echte Hormone sind?

13.3 Das Gehirn

Bei den Wirbeltieren kann man fünf Gehirnteile unterscheiden: Nachhirn oder verlängertes Mark, Hinter- oder Kleinhirn, Mittelhirn, Zwischenhirn, Vorder- oder Großhirn. Sie sind bei den einzelnen Wirbeltiergruppen recht unterschiedlich ausgebildet. Bei den höher entwickelten Gruppen stellt man eine Vergrößerung des Vorderhirns fest, bis dieses schließlich bei den Säugetieren alle übrigen Abschnitte des Gehirns mit Ausnahme des Kleinhirns überdeckt. Die einzelnen Gehirnteile sind funktionell oft nicht voneinander zu trennen. Der Übersichtlichkeit wegen werden aber im folgenden die einzelnen Gehirnabschnitte getrennt besprochen. Soweit nicht besonders angegeben, werden dabei die Verhältnisse bei den höheren Säugetieren und dem Menschen zugrunde gelegt.

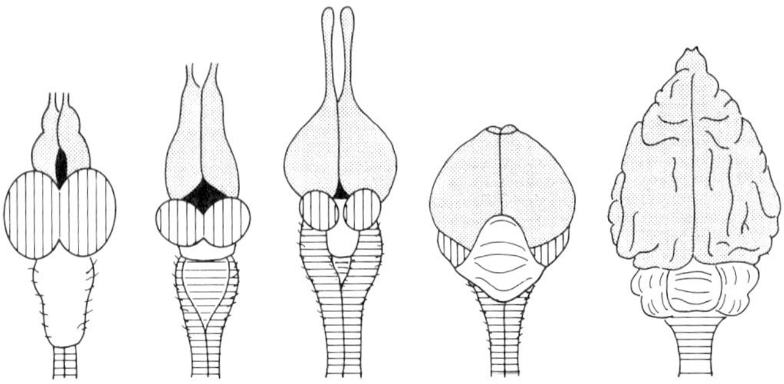

Bild 96: Gehirne verschiedener Wirbeltiere, von oben gesehen. Vorderhirn: grau, Zwischenhirn: schwarz, Mittelhirn: senkrecht gestreift, Hinterhirn: weiß, Nachhirn: quer gestreift

13.3.1 Das Nachhirn oder verlängerte Mark

Das Nachhirn ist die Übergangsstelle zwischen Rückenmark und Gehirn. Von hier entspringen mehrere Nerven, welche die Kopfregion motorisch und sensibel innervieren sowie der Nervus vagus. Es ist Schalt- und Durchgangsstelle aller vom Gehirn zum Rükkenmark und umgekehrt ziehenden Nervenbahnen. Es ist aber auch Sitz vieler *Reflexzentren* (Kauen, Speichelfluß, Schlucken, Erbrechen, Husten, Niesen, Tränenfluß, Atmung, Kreislauf). Hier liegen auch einige wichtige Umschaltstellen des extrapyramidalen Systems.

Der **Hustenreflex** dient dazu, die Atemwege von Fremdkörpern freizuhalten. Er ist also ein Schutzreflex. Die zugehörigen Sinnesorgane liegen in der Schleimhaut der Luftröhre und der Bronchien. Ein kräftiger Reiz führt schnell zum Husten. Ein leichtes Kitzeln im Hals dagegen führt nicht sofort, sondern erst nach einiger Zeit zum Husten. Unterschwellige Reize (unterschwellig für die Auslösung des Reflexes, nicht aber für die Sinneszellen) können sich also summieren und nach einiger Zeit dann doch den Reflex auslösen. Eine solche Summation unterschwelliger Reize finden wir ganz allgemein bei polysynaptischen Reflexen (Reflexwege mit eingeschalteten Interneuronen). Besonders deutlich ist dies auch beim Niesen, wo wir oft lange ein Kitzeln in der Nase spüren können, bis es dann schließlich zum Niesen kommt.

Das Zentrum für die auf Seite 26 besprochene **Regelung des**

Blutdrucks liegt ebenfalls im Nachhirn. Es empfängt Nachrichten von den Drucksinnesorganen in der Wand der Kopfschlagader. Weicht der Blutdruck vom Sollwert ab, wird über das vegetative Nervensystem die Schlagfrequenz und die Kontraktionsstärke des Herzens sowie der Durchmesser der Arterien und Venen entsprechend verändert.

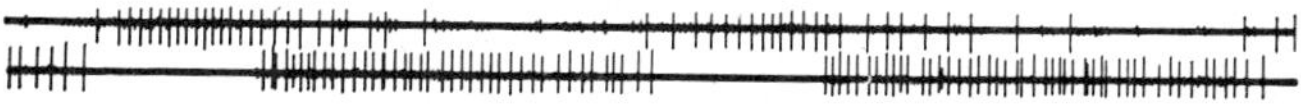

Bild 97: Gleichzeitige Ableitung aus einem Neuron des Einatem- (oben) und einem Neuron des Ausatemzentrums (unten). Die beiden Neurone sind alternierend mit einer gewissen Überlappung tätig.

Im **Atemzentrum** kann man ein Einatem- von einem Ausatemzentrum unterscheiden. Die beiden Unterzentren erzeugen alle paar Sekunden je eine Salve von Aktionspotentialen, die über motorische Nervenfasern der Atemmuskulatur zugeleitet werden. Die beiden Unterzentren sind immer abwechselnd tätig. Die Frequenz, mit der die Impulssalven abgegeben werden, wird von Sinnesorganen beeinflußt, die die CO_2-Konzentration des Blutes messen. Sie liegen in der Wand der Kopfschlagader. Ansteigen der CO_2-Konzentration im Blut steigert die Atemfrequenz, Absinken der CO_2-Konzentration verringert sie.

13.3.2 Das Hinterhirn oder Kleinhirn

Das Kleinhirn ist bei den Tiergruppen, die häufig wenig stabile Körperhaltungen einnehmen (Fische, Vögel, Säuger), groß. Es ist klein bei den Lurchen und Kriechtieren, bei denen der Körper in einem wesentlich stabileren Gleichgewicht auf den Beinen ruht. Daraus kann man schließen, daß das Kleinhirn für die Erhaltung des Gleichgewichts eine wesentliche Rolle spielt.

Das Kleinhirn erhält genaue Kopien aller Meldungen von und nach den motorischen Zentren der Großhirnrinde. Es empfängt auch Meldungen aus Sinnesorganen, welche die Gelenkstellungen messen, aus den Bogengängen, den Schweresinnesorganen und den Augen. Es ist also über die Stellung des Körpers im Raum, die Lage der einzelnen Gliedmaßen zueinander sowie über gerade auslaufende Bewegungsbefehle orientiert. Es empfängt auch Befehle aus den Assoziationszentren der Großhirnrinde. Das Kleinhirn gibt seine Befehle über den Thalamus des Zwischenhirns an die motorischen Zentren der Großhirnrinde oder an das extrapyramidale System.

Ist das Kleinhirn vollständig ausgeschaltet, tritt ein taumelnder Gang auf. Außerdem ist es nicht möglich, schnell aufeinanderfolgende Bewegungen auszuführen (wie z. B. beim Klavierspielen). Beim Ausführen zielgerichteter Bewegungen beobachtet man starkes Zittern. Funktionsunfähigkeit des Kleinhirns führt also nicht zum Ausfall bestimmter motorischer Fähigkeiten, sondern das Zusammenspiel der verschiedenen Anteile eines Bewegungsprogramms wird fehlerhaft. Das Kleinhirn paßt außerdem die Tätigkeit der motorischen Zentren in der Weise an, daß bei allen Bewegungen die gewünschte Körperhaltung aufrechterhalten wird.

Da auch Kopien der in der Pyramidenbahn laufenden Befehle zum Kleinhirn gelangen, ist dieses schon im voraus über Willkürbewegungen informiert. Auf Grund dieser Vorausmeldungen kann es sowohl den Erregungsfluß im extrapyramidalen System, falls er-

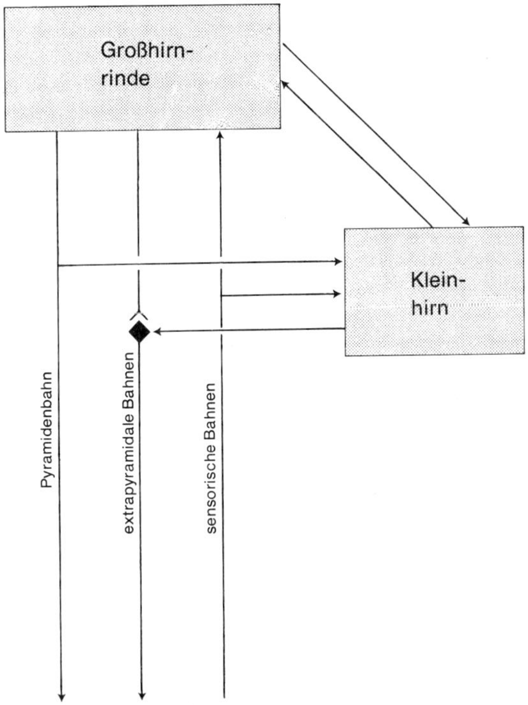

Bild 98: Schema der wichtigsten Bahnen vom und zum Kleinhirn

forderlich, verändern (z. B. das Gleichgewicht verlagern), als auch direkt die Steuerung der gerade ablaufenden Willkürbewegung über die motorische Großhirnrinde beeinflussen. Damit ist es auch wesentlich am Entwurf von Bewegungsprogrammen beteiligt. Die vielen sensorischen Rückmeldungen gestatten außerdem eine Kontrolle während der Bewegung. Dadurch können rechtzeitig Korrekturen angebracht werden. (S. auch S. 162.)

Die Rinde des Kleinhirns ist sehr regelmäßig gebaut. Deshalb ist es gelungen, den genauen Feinbau aufzuklären. Da auch aus elektrophysiologischen Versuchen bekannt ist, wo hemmende und wo erregende Synapsen vorkommen, bestehen hier schon erste Vorstellungen über die Arbeitsweise des Systems. Die Kleinhirnrinde ist der Teil des Zentralnervensystems, dessen Arbeitsweise am besten erforscht ist. Trotzdem sind wir von einem vollkommenen Verständnis des Gesamtsystems noch weit entfernt.

13.3.3. Das Mittelhirn

Das Mittelhirn ist bei niederen Wirbeltieren die Hauptumschaltstelle zwischen den Sinnesorganen und der Muskulatur. Bei Säugetieren hat es in dieser Hinsicht nur untergeordnete Bedeutung.

Die graue Substanz des Rückenmarks setzt sich als ein dichter Filz von Neuronen ins Gehirn hinein fort. Man bezeichnet dieses Nervengeflecht als **Formatio reticularis**. Es durchzieht die basalen Gehirnabschnitte bis in das Mittelhirn hinein, wo es seine größte Ausdehnung hat. Zur Formatio reticularis zählen viele Bereiche der basalen Gehirnabschnitte, die nicht eindeutig identifizierbare sensorische oder motorische Funktionen haben. Sie ist kein funktionell einheitliches Gebiet. Auch einige Umschaltstellen des extrapyramidalen Systems gehören zu ihr.

Um festzustellen, woher die Formatio reticularis Erregungen empfängt, kann man Elektroden in dieses Gebiet einführen. Bei solchen Versuchen ergibt sich, daß die Formatio reticularis von allen Sinnesorganen, von der Pyramidenbahn, von den extrapyramidalen Bahnen und aus dem Mittel- und Kleinhirn erregt wird. Werden bestimmte Teile dieses Gebietes zerstört, tritt Bewußtlosigkeit auf. Das Elektroenzephalogramm entspricht dann dem des Tiefschlafes. Aus solchen Versuchen wurde die Vorstellung entwickelt, daß aus der Formatio reticularis ständig ein aktivierender Zustrom von Erregung zum Gehirn fließt, dessen Höhe die Bewußtseinslage steuert. Sobald dieser aktivierende Zustrom aufhört, verfällt der Organismus in Schlaf oder einen schlafähnlichen

Zustand (Narkose, Bewußtlosigkeit). Die Ergebnisse elektrischer Reizungen im Gebiet der Formatio reticularis unterstützen diese Vorstellung. Die Formatio reticularis ist gegen Chemikalien besonders empfindlich, so daß die Bewußtseinslage über sie leicht zu beeinflussen ist. Die Weckamine (z. B. Pervitin) erhöhen ihre Aktivität, Barbiturate (Schlafmittel) setzen sie herab.

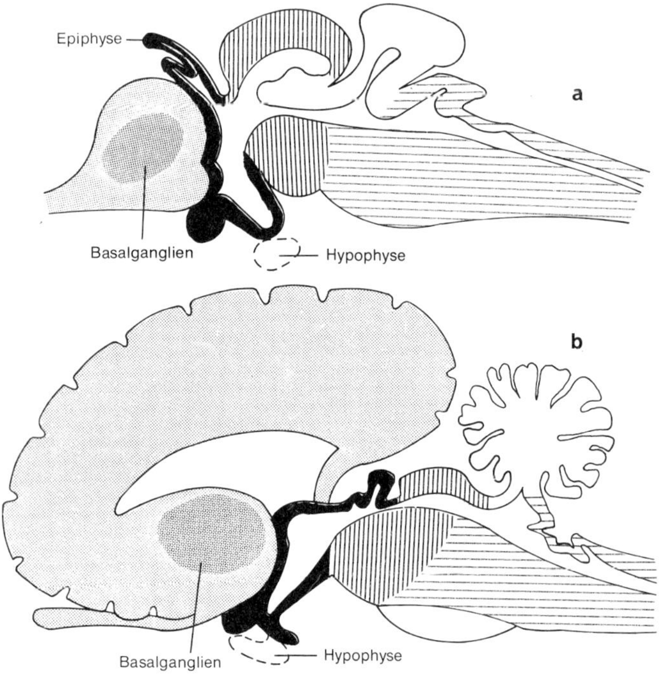

Bild 99: Längsschnitt durch das Gehirn a vom Knochenfisch, b vom Hund, Kennzeichnung der Gehirnabschnitte wie in Bild 96

13.3.4 Das Zwischenhirn

Seine wichtigsten Teile sind der Thalamus und der Hypothalamus. Der Thalamus ist bei Säugern die Hauptumschaltstelle zwischen den Sinnesorganen und dem Großhirn. Der Hypothalamus ist das Steuerzentrum für das vegetative Nervensystem. An seiner Unterseite liegt die *Hypophyse,* an der Oberseite des Zwischenhirns liegt die *Epiphyse* (Zirbeldrüse).

In den **Thalamus** münden Nervenfasern von allen Sinnesorganen mit Ausnahme der Geruchssinnesorgane, die vom Vorderhirn aus direkt versorgt werden. Einem bestimmten Sinnesorgan ist ein bestimmtes spezifisches Gebiet des Thalamus zugeordnet. Als spezifisch bezeichnet man solche Gebiete des ZNS, die nur von einem bestimmten Sinnesorgan Meldungen erhalten. Unspezifisch heißen solche Gebiete, die von vielen Sinnesorganen erregt werden (z. B. Formatio reticularis). Jedes Neuron des Thalamus hat ein bestimmtes rezeptives Feld in einem bestimmten Sinnesorgan. Beispiele für solche rezeptiven Felder sind auf den Seiten 84 und 98 besprochen. Da die sensiblen Bahnen im Rückenmark oder Nachhirn zur Gegenseite gekreuzt haben, stehen die spezifischen Felder der rechten Thalamushälfte mit den Sinnesorganen der linken Körperseite und umgekehrt in Verbindung. Von den spezifischen Thalamusfeldern wird die Erregung zu den ebenfalls spezifischen sensorischen Feldern der Großhirnrinde weitergeleitet. Es handelt sich dabei nicht nur um ein bloßes Weiterleiten der Information, sondern auch um Auswerteprozesse. Das erkennt man z. B. an der Tatsache, daß die rezeptiven Felder der optischen Bereiche im Thalamus ungefähr kreisrund, in der Großhirnrinde aber langgestreckt sind (s. S. 84 ff.).

Es ist auffällig, daß sich die rezeptiven Felder benachbarter Neurone sehr stark überschneiden. Die Nachricht aus einer Sinneszelle läuft also über mehrere Nervenfasern zum Gehirn: Die Nachrichtenübertragung im Nervensystem ist redundant. Wahrscheinlich dient diese Redundanz der Sicherung der Genauigkeit der Übertragung.

Der Thalamus ist auch Umschaltstelle der von den Basalganglien des Großhirns und vom Kleinhirn zu den motorischen Feldern der Großhirnrinde laufenden Erregungen (s. Bild 101).

Der **Hypothalamus** dient der Konstanthaltung der inneren Bedingungen des Organismus. Er integriert nicht nur das vegetative Nervensystem, sondern auch Teile des willkürlichen Nervensystems und des Hormonsystems. Die Beeinflussung des Hormonsystems erfolgt über die Hypophyse. Im Hypophysenvorderlappen werden Hormone produziert, die die Tätigkeiten anderer Hormondrüsen steuern. Andere Hormone beeinflussen verschiedene Organe direkt. Die Ausschüttung der Hypophysenvorderlappen-Hormone wird durch sogenannte *releasing factors* gesteuert. Diese werden im Hypothalamus gebildet. Für jedes Vorderlappenhormon gibt es einen spezifischen releasing factor. Der Hypothalamus regelt die Tätigkeit einer Hormondrüse auf folgende Weise: Das von der betreffenden Drüse abgegebene Hormon beeinflußt die Tätigkeit bestimmter Neurone im Hypothalamus. Deshalb führt ein Absinken der Hormonkonzentration zu einer vermehrten Freisetzung des betreffenden releasing factors, was wiederum eine erhöhte Hormonausschüttung bewirkt.

Die Hormonproduktion des Hypophysenhinterlappens (z. B. ein Hormon, das die Wasserabgabe durch die Nieren steuert) wird vom Hypothalamus neuronal gesteuert. Der Hypothalamus ist also die Schaltstelle zwischen Nervensystem und Hormonsystem. Er ist Nervenzentrum und Hormondrüse in einem. Seine Arbeitsweise sei an zwei Beispielen geschildert:

a) **Die Regelung der Körpertemperatur:** Bei der Körpertemperatur der Warmblüter muß man die Temperatur des Körperinneren, die sogenannte Kerntemperatur, von der Temperatur der äußeren Bereiche, der sogenannten Schalentemperatur, unterscheiden. Während die Schalentemperatur größere Schwankungen in Abhängigkeit von der Umgebungstemperatur zeigt, ist die Kerntemperatur fast konstant. Sie wird also offensichtlich geregelt. Eine lokale Erwärmung eines kleinen Bezirkes im vorderen Teil des Hypothalamus erzeugt eine Absenkung der Körpertemperatur. Hier liegen also offensichtlich spezialisierte Neurone, welche die Kerntemperatur messen können. Werden sie über den Sollwert hinaus erwärmt, erzeugen sie durch eine vermehrte Hautdurchblutung und durch Auslösung der Schweißabgabe eine Absenkung der Körpertemperatur. Auch die Kaltrezeptoren der Haut sind Fühler in diesem Regelsystem. Sie melden ein Absinken der Schalentemperatur, ehe es überhaupt zum Absinken der Kerntemperatur kommt. Melden sie ein Absinken der Schalentemperatur, erzeugt ein Wärmezentrum im hinteren Teil des Hypothalamus durch Erhöhung der Muskelspannung und Erhöhung des Grundumsatzes eine erhöhte Wärmeproduktion. Die Erhöhung des Grundumsatzes wird vor allem durch Ausscheiden von Adrenalin aus der Nebenniere bewirkt. Bei Außentemperaturen unter 37 °C ist die Kerntemperatur höher als die Schalentemperatur. Die beiden Regelsysteme arbeiten also gegeneinander. Der Schalentemperatur-Regelkreis (Fühler sind die Kältesinnesorgane der Haut) versucht unter normalen Bedingungen die Schalentemperatur zu erhöhen. Dadurch wird gleichzeitig die Kerntemperatur angehoben. Eine Anhebung der Kerntemperatur über den Sollwert wird jedoch vom Kerntemperatur-Regelkreis verhindert. Dadurch pendelt sich ein Gleichgewicht zwischen den beiden Systemen ein. Die hier gegebene Darstellung der Regelung der Körpertemperatur ist stark vereinfacht. Viele Einzelheiten dieses Prozesses sind bis heute unbekannt.

Im Hypothalamus werden außerdem folgende Vorgänge geregelt: Der *Wassergehalt des Gewebes* (bei zu niedrigem Wassergehalt veranlaßt der Hypothalamus die Hypophyse zur Abgabe eines Hormones, das die Wasserabgabe durch die Nieren verringert); die *Nahrungs- und Flüssigkeitsaufnahme*; der *Sexualtrieb* (bei der Ausschaltung des Zentrums ist der Geschlechtstrieb nahezu aufgehoben).

b) Die Regelung der Nahrungs- und Flüssigkeitsaufnahme sowie des Geschlechtstriebs umfaßt Leistungen des willkürlichen wie des vegetativen Nervensystems. Anscheinend ist der Hypothalamus in der Lage, die Tätigkeit dieser beiden Teile des Nervensystems aufeinander abzustimmen. Diese Fähigkeit sei an einem weiteren Beispiel verdeutlicht: Reizt man bei einer frei beweglichen, wachen Katze ein bestimmtes Zentrum im Hypothalamus elektrisch, so kann man **Abwehrverhalten** auslösen. Das vorher ruhig daliegende Tier erhebt sich, macht einen Katzenbuckel, sträubt die Haare, faucht und zeigt die Krallen. Schließlich greift es entweder den Experimentator an oder es flieht. Während der Reizung ist gleichzeitig der Blutdruck erhöht, die Bewegungen des Darmes werden schwächer, die Durchblutung des Darmes nimmt ab, und die der Skelettmuskulatur zu. Das gesamte Verhalten umfaßt demnach Reaktionen, die vom willkürlichen Nervensystem gesteuert, und solche Reaktionen, die vom vegetativen Nervensystem beeinflußt werden. Der Hypothalamus ist also das Integrationszentrum für alle Reaktionen des Abwehrverhaltens, gleichglültig, ob vom vegetativen oder willkürlichen Nervensystem gesteuert.

13.3.5 Das Vorder- oder Großhirn

Wie in allen Teilen des ZNS, so kann man auch im Vorderhirn eine graue Substanz (sie enthält die Zellkörper) von einer weißen Substanz (sie besteht im wesentlichen aus Nervenfasern) unterscheiden. *Graue Substanz* findet man im Inneren des Vorderhirns in den sogenannten Basalganglien und in der gesamten Rinde. Während bei niederen Wirbeltieren die Rindenschicht nur klein ist, nimmt sie mit steigender Organisationshöhe an Größe zu. Das Vorderhirn besteht aus zwei Hälften, den *Vorderhirnhemisphären*. Bei den niederen Wirbeltieren und den primitiveren und kleinen Säugern ist die Oberfläche der Hemisphären glatt. Mit zunehmender Ausdehnung der Rindenschicht bei den höheren Säugern ist die Oberfläche immer stärker gefurcht. Beim Menschen ist nur ein Drittel der Großhirnoberfläche sichtbar, zwei Drittel sind in den Furchen verborgen. Die Oberflächenvergrößerung führt zu einer starken Vermehrung der Zahl der Neurone der Rindenschicht. In der *weißen Substanz* im Inneren des Großhirns verlaufen Nervenfasern, welche die einzelnen Teile des Großhirns miteinander und mit anderen Teilen des Nervensystems verbinden. Die starke Verbindungsbahn zwischen den beiden Großhirnhemisphären bezeichnet man als *Balken*.

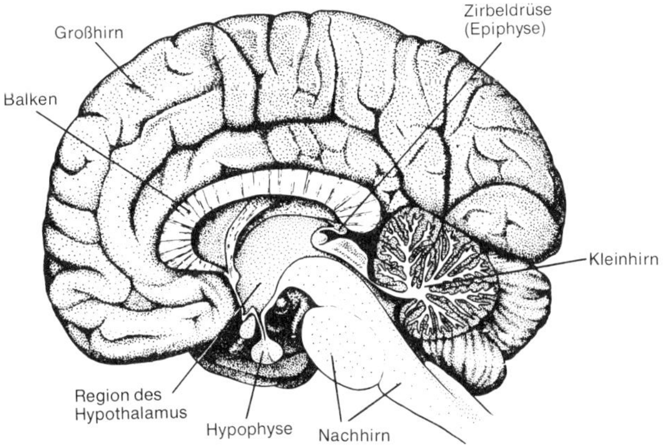

Bild 100: Längsschnitt durch das menschliche Gehirn

Über die interessantesten Fähigkeiten des Großhirns, nämlich die Umwandlung von Erregungen in Wahrnehmungen und Gefühle sowie über das Entstehen von Handlungsentwürfen und deren Umwandlung in motorische Befehle, weiß man bis heute nur wenig. Alle diese Fähigkeiten sind wahrscheinlich Systemeigenschaften gewisser Teile der Großhirnrinde. Da man aber noch nicht einmal den anatomischen Feinbau irgendeines Teils der Großhirnrinde genau kennt, geschweige denn die Eigenschaften einzelner Synapsen weiß, kann diese sehr wahrscheinliche Hypothese noch nicht bestätigt werden.

In der Großhirnrinde lassen sich schon anatomisch viele Felder unterscheiden. Durch das Studium von Ausfallserscheinungen nach der Zerstörung einzelner Felder oder durch ihre elektrische oder chemische Reizung versucht man herauszufinden, welche Aufgaben von den einzelnen Feldern durchgeführt werden. Es stellte sich heraus, daß die einzelnen Felder ineinander übergehen. So entspringen die Fasern der Pyramidenbahn zwar besonders dicht in der in Bild 102 mit »motorisches Zentrum« bezeichneten Stelle, vereinzelt aber auch in den dahinterliegenden sensorischen Zentren und in den davor liegenden Assoziationszentren. Der Name eines Feldes bezeichnet also die dort hauptsächlich vollbrachte Leistung.

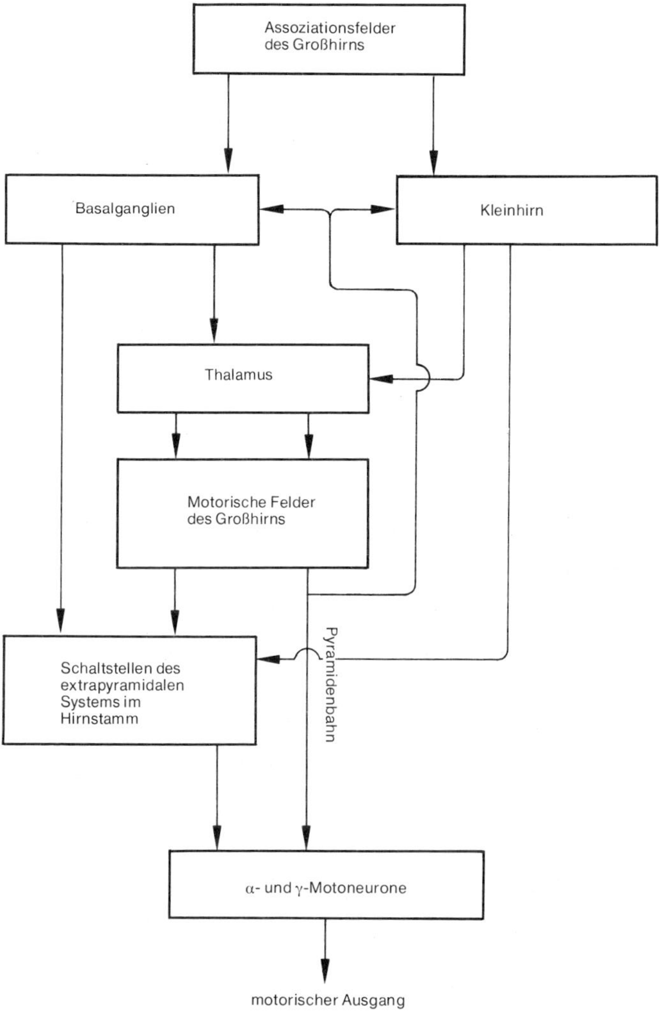

Bild 101: Steuerung von Bewegungen, ohne sensorische Rückkoppelungen, stark vereinfacht. Einzelheiten im Text

In den **motorischen Feldern** entspringen die Fasern der Pyramidenbahn und der extrapyramidalen Bahnen. Durch elektrische Reizung in diesen Gebieten kann man bei Mensch und Tier Kontraktionen einzelner Muskeln oder Bewegungen von Gelenken auslösen, nie jedoch komplexe Bewegungsabläufe. Daraus kann man schließen, daß die motorischen Felder nicht für den Entwurf von Handlungsprogrammen verantwortlich sind. Sie setzen vielmehr die von übergeordneten Zentren entworfenen Handlungsprogramme in Bewegungsabläufe einzelner Gelenke und Muskeln um. Den motorischen Feldern direkt vorgeschaltet sind auf dem Umweg über den Thalamus die **Basalganglien** und das Kleinhirn. Diese empfangen ihrerseits Befehle von den Assoziationsfeldern der Großhirnrinde.

Die Basalganglien und das Kleinhirn spielen eine Rolle bei der Umsetzung der in den Assoziationsfeldern entstehenden Handlungspläne in konkrete Handlungsabfolgen. Sie sind den motorischen Großhirnfeldern vorgeschaltet. Dabei sind die Basalganglien mehr für langsame, das Kleinhirn mehr für rasche Bewegungen zuständig. Wie auf S. 154 ausgeführt, ist das Kleinhirn daneben für die Korrektur von Bewegungen während der Ausführung und für

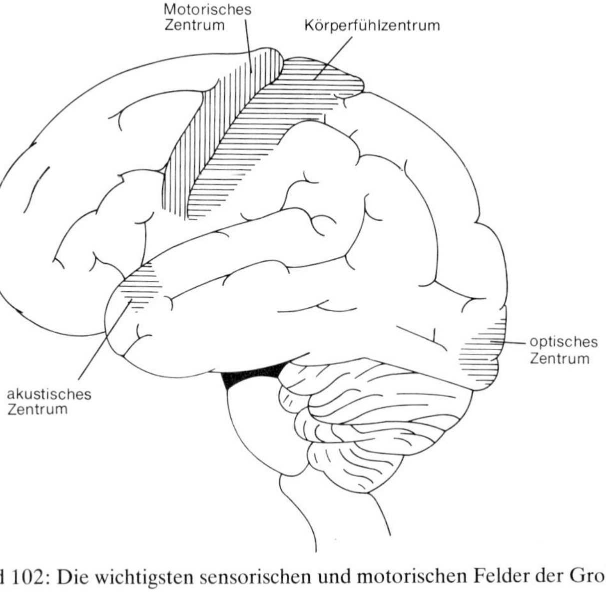

Bild 102: Die wichtigsten sensorischen und motorischen Felder der Großhirnrinde des Menschen

die Verknüpfung von Körperhaltung und Bewegung verantwortlich.

In den **sensorischen Feldern** enden die von den Sinnesorganen kommenden Faserzüge. Sie wurden mit Ausnahme der Geruchsbahn im Thalamus auf neue Neurone umgeschaltet. Einen ersten Einblick in die Arbeitsweise eines sensorischen Feldes haben wir im optischen Zentrum (s. S. 84 ff.). Die sensorischen und motorischen Felder der rechten Körperseite liegen in der linken Hemisphäre und umgekehrt.

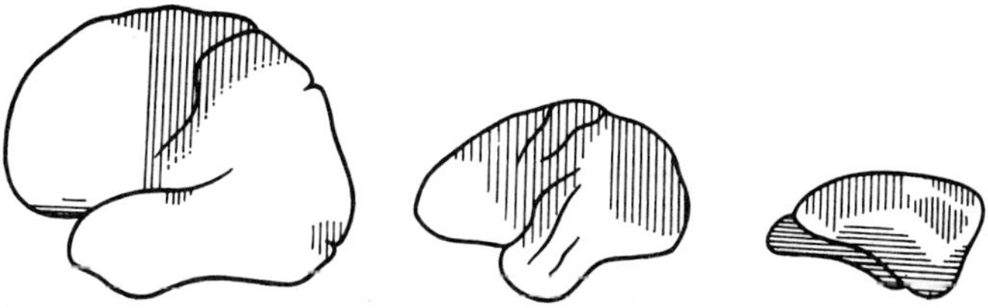

Bild 103: Ausdehnung der motorischen und sensorischen Felder auf der Großhirnrinde bei Mensch, Affe und Kaninchen

Die sensorischen und motorischen Felder nehmen bei niederen Säugern einen Großteil der Großhirnrinde ein. Bei höherentwikkelten Säugern und beim Menschen wird ihr Anteil an der Großhirnrinde immer geringer. Die unspezifischen Felder (sie sind nicht nur mit einem bestimmten Teil der Peripherie verbunden) werden dagegen immer größer. Man nennt sie **Assoziationszentren**, weil man früher annahm, daß in ihnen die Verknüpfung der verschiedenen Sinneseindrücke (Assoziationen) zustande käme. Heute weiß man, daß die Bildung von Assoziationen nur eine von vielen Aufgaben dieser Zentren ist, behält aber den Namen trotzdem bei. Man hat versucht, die Assoziationsfelder zu unterteilen und bestimmten Arealen bestimmte Funktionen zuzuordnen. Man weiß aber heute, daß die höheren Gehirnleistungen der Zusammenwirkung vieler Teile der Großhirnrinde und der niederen Gehirnteile, vor allem des Zwischenhirns und der Formatio reticularis bedürfen. Außerdem können nach Ausfall eines Teils der Assoziationsfelder allmählich auch andere Gehirnteile deren Funktion wenigstens teilweise übernehmen. Die Entfernung eines Teiles der Assoziationszentren entspricht also nicht dem Herausreißen einer Seite aus einem Buch, bei dem das, was auf dieser Seite stand, endgültig verloren ist. Die zu beobachtenden Veränderungen entsprechen vielmehr einer Neuauflage des Buches mit einem um eine Seite verringerten Umfang. Das Kapitel, dem die ursprünglich fehlende Seite entstammt, ist besonders stark gekürzt und damit gleichzeitig im Niveau gesunken. Wenn also auf »Karten« der Großhirnrinde bestimmte Funktionen an bestimmten Stellen der Assoziationsfelder eingetragen sind, heißt das, daß an dieser Stelle die betreffende Funktion besonders stark zu beeinträchtigen ist. Die Assoziationsfelder besitzen also bis zu einem gewissen Grade die Fähigkeit zum Umlernen. Die Zerstörung eines Teiles der Assoziationsfelder ist aber immer mit einer Beeinträchtigung dessen verbunden, was wir summarisch als Intelligenz bezeichnen.

Besonders schwer einem bestimmten Assoziationsfeld zuzuordnen sind das **Gedächtnis** und die Lernfähigkeit. Lernen im motorischen Bereich (z. B. das Lernen bestimmter Bewegungsabläufe) scheint sich so zu vollziehen, daß bestimmte Synapsen Erregungen leichter passieren lassen (synaptische Potenzierung s. S. 50). Dadurch werden bestimmte neue Schaltkreise geschaffen.

Beim Gedächtnis im engeren Sinne kann man zwischen drei Formen unterscheiden, dem Sekundengedächtnis (Ultrakurzzeitgedächtnis), dem Minutengedächtnis (Kurzzeitgedächtnis) und dem Langzeitgedächtnis. Das *Sekundengedächtnis* speichert Ereignisse etwa 10 s (zwischen 2 und 20 s) lang. Es ist z. B. durch Elektroschocks oder kurzzeitige Durchblutungsstörungen wesentlich zu beeinträchtigen. So ist nach einer Gehirnerschütterung oft nicht nur der Unfall selbst, sondern auch alles, was sich einige Sekunden vorher ereignet hat, dem Gedächtnis unwiederbringlich verloren gegangen (retrograde Amnesie).

Ein Teil des Inhalts des Sekundengedächtnisses geht in das *Minutengedächtnis* über. Es speichert Ereignisse mit abnehmender Intensität etwa 10 bis 20 min lang. Das *Langzeitgedächtnis* vermag Informationen ein Leben lang festzuhalten. Bei gewissen Alterskrankheiten kann sich der Patient 10 bis 20 min lang an etwas erinnern. Anschließend vergißt er. Gedächtnisinhalte, die vor Beginn der Krankheit in das Langzeitgedächtnis eingespeichert wurden, sind voll verfügbar. Hier scheint also Sekunden-, Minuten- und Langzeitgedächtnis intakt, der Mechanismus der Einspeicherung in das Langzeitgedächtnis aber gestört zu sein.

Da das Sekundengedächtnis relativ leicht erlöschen kann, beruht es möglicherweise auf den bekannten, elektrophysiologisch meßbaren Erscheinungen in Gehirnzellen. Das Langzeitgedächtnis ist dagegen mit solchen Erscheinungen nicht zu erklären, da es Eingriffe übersteht, welche die ganze elektrische Aktivität des Gehirns lahmlegen. Es beruht wahrscheinlich auf stofflichen oder strukturellen Änderungen in Nervenzellen. Es scheint diffus über weite

Bereiche des Großhirns verteilt zu sein. In den letzten Jahren wurde vermutet, daß die Gedächtnisinhalte in bestimmten Strukturen von Makromolekülen niedergelegt sind. Um diese Hypothese zu prüfen, werden Gehirnauszüge von einem Tier, das durch Dressur etwas gelernt hat, auf ein untrainiertes Tier übertragen. Manche Versuchsergebnisse kann man so deuten, daß die mit Gehirnextrakt trainierter Tiere behandelten untrainierten Tiere einfache Gedächtnisinhalte übertragen erhielten. Der Gedächtnisinhalt scheint also in Form eines im Extrakt enthaltenen Stoffes niedergelegt zu sein. Möglicherweise ist dieser Stoff in einigen Fällen ein Polypeptid. Ob man solche Einzelergebnisse verallgemeinern darf, ist bis jetzt fraglich.

Im folgenden seien einige Ausfallserscheinungen nach Zerstörung bestimmter Teile der Assoziationszentren besprochen. Unter *Agnosie* versteht man die Unfähigkeit zu erkennen, obwohl Wahrnehmungen möglich sind. So ist der Patient bei der Optischen Agnosie (Seelenblindheit) nicht blind. Er kann beim Gehen Gegenständen ausweichen, er sieht also diese Gegenstände. Er ist aber unfähig, einen solchen Gegenstand zu benennen. Kann er den Gegenstand, z. B. einen Stuhl, aber betasten, kann er ihn als Stuhl erkennen und als solchen benennen. Unter *Apraxie* versteht man die Unfähigkeit, geordnete Bewegungen auszuführen, wenn die Bewegungsfähigkeit auch nur geringfügig gestört ist. Meistens gelingen gut eingelernte Bewegungen, wie z. B. die Hand zum Munde führen. Wird der Patient aber aufgefordert, eine solche Bewegung vorzuführen, dann ist er dazu nicht in der Lage. Bei der *motorischen Aphasie* kann der Patient die Sprachmuskulatur betätigen und damit einzelne Laute produzieren. Er kann aber nicht sprechen, da der Gebrauch der Sprachsymbole gestört ist. Er ist deswegen meist auch nicht in der Lage zu schreiben. Bei Tätigkeiten, die keine Sprache erfordern, ist er dagegen normal. Aphasie tritt beim Rechtshänder im allgemeinen nur dann auf, wenn das zerstörte Gebiet in der linken Hemisphäre liegt. Fallen die entsprechenden Bezirke der rechten Hemisphäre aus, beobachtet man nur selten Aphasie.

Die *Vorherrschaft der linken Hemisphäre bei sprachlichen Leistungen* zeigt sich besonders deutlich auch bei Patienten, bei denen die Verbindung zwischen den beiden Hemisphären operativ durchtrennt wurde. Eine solche Operation wird in bestimmten Fällen sehr schwerer, unheilbarer Epilepsie durchgeführt und bessert das Leiden. In einer natürlichen Umgebung verhalten sich die operierten Patienten völlig normal. In einer bestimmten Testsituation stellen sich aber aufregende Ausfälle ein. Die Versuchsperson sitzt da-

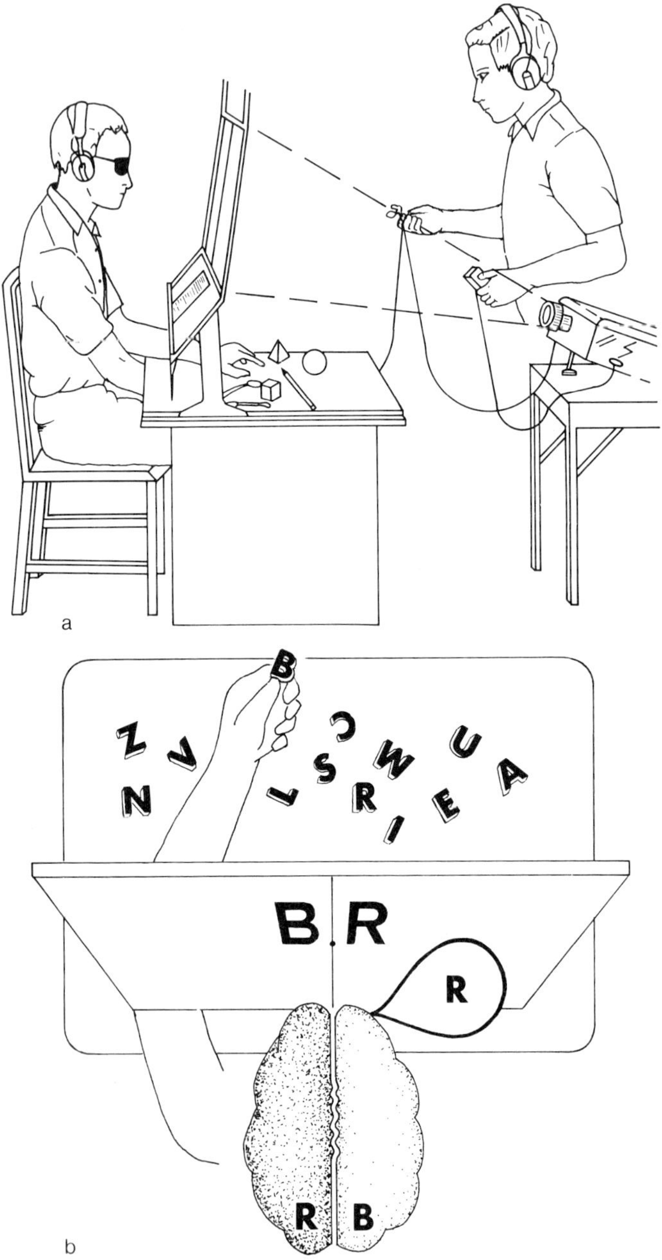
a
B
N
N
L
S
R
C
W
U
A
I
E
B R
R
R B
b

bei vor einer Mattscheibe, auf die bestimmte Gegenstände von hinten entweder in die linke oder in die rechte Hälte des Sehfeldes projiziert werden können. (Bild 104). Die Erregung gelangt also entweder nur in die rechte oder nur in die linke Hemisphäre. Gegenstände auf dem Tisch kann der Patient fühlen, aber nicht sehen. Gegenstände, die im rechten Gesichtsfeld erscheinen (also mit der linken Hemisphäre wahrgenommen werden), werden korrekt benannt. Taucht ein Gegenstand dagegen im linken Gesichtsfeld auf, behauptet der Patient, nichts zu sehen. Er ist aber in der Lage, diesen Gegenstand aus mehreren anderen durch Betasten mit der linken Hand herauszufinden. Das Nicht-Sehen ist also nicht die Folge eines visuellen Defekts. Werden in die beiden Gesichtshälften jeweils verschiedene Gegenstände projiziert, wird nur der rechts gezeigte Gegenstand genannt. Fordert man die Versuchsperson dann auf, den gesehenen Gegenstand mit der linken Hand aus einer Reihe von Gegenständen herauszusuchen, so greift sie immer nach dem links projizierten Objekt. Soll sie schließlich den durch Tasten gefundenen Gegenstand benennen, wird der Name des im rechten Gesichtsfeld gezeigten Objekts genannt, auch wenn erhebliche Unterschiede zu dem ertasteten Gegenstand bestehen. Werden im linken Gesichtsfeld Dinge gezeigt, die normalerweise Belustigung hervorrufen, reagiert die Versuchsperson mit belustigtem Gesichtsausdruck. Nach dem Grund für diese Belustigung gefragt, kann die Versuchsperson keinen plausiblen Grund angeben. Die linke Hemisphäre ist auch nach diesen Versuchen für Leistungen sprachlicher Art verantwortlich. Aber auch die rechte Hemisphäre kann einige elementare sprachliche Leistungen vollbringen: Zeigt man der Versuchsperson im linken Gesichtsfeld einen aus wenigen Buchstaben bestehenden Namen eines Gegenstandes, ist sie in der Lage, diesen Gegenstand mit der linken Hand aus mehreren anderen Gegenständen herauszufinden.

Bei den geschilderten Versuchen ist interessant, daß den Patienten nur die Sinneseindrücke der rechten Körperhälfte bewußt werden. Was auf der linken Seite geschieht, dringt nicht ins Bewußtsein. Bewußtseinsvorgänge scheinen also mit dem Sprachzentrum verknüpft zu sein. Die rechte Hemisphäre ist offensichtlich für alle Bewußtseinsprozesse bedeutungslos. Sie ist zwar recht »intelligent«, aber offensichtlich ohne eigentliches Bewußtsein.

◁ Bild 104: a) Versuchsanordnung zum Testen einseitiger Gehirnfunktionen bei Patienten mit operativ getrennten Großhirnhälften. Die Befehle werden der Versuchsperson über einen oder beide Kopfhörer erteilt. Die Brille verhindert, daß in das andere Projektionsfeld geschaut werden kann. b) Ein im Text erwähntes Versuchsergebnis, schematisch

Ein Abschnitt des Großhirns sei noch besonders hervorgehoben: das **limbische System**. Es umfaßt im wesentlichen die älteren Gebiete an der Basis des Großhirns. Durch Reizungen in diesem Gehirngebiet sind Organe, die vom vegetativen Nervensystem versorgt werden, zu beeinflussen, ebenso die Hormonproduktion der Hypophyse. Es handelt sich also um eine Art vegetatives Gehirn,

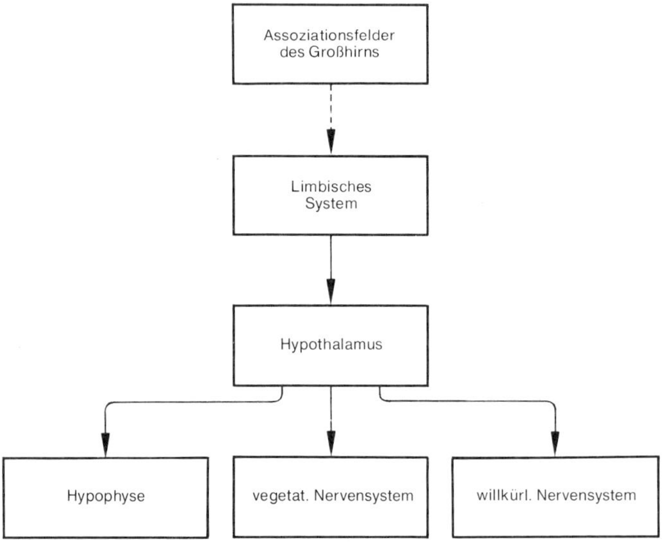

Bild 105: Steuerung vegetativer Funktionen, vereinfacht

das dem Hypothalamus übergeordnet ist. Reiz- und Ausschaltversuche in diesem Gebiet ergaben weiter, daß gewisse Teile für die emotionale Tönung des Verhaltens wesentlich sind. Gefühle wie Angst oder Geborgenheitsgefühl, Stumpfheit oder Wut gehen von hier aus. Auch für die affektive Bedeutung eines Sinneseindrucks (ob wir z. B. einem bestimmten Reiz gegenüber positiv eingestellt sind oder ob er uns gleichgültig ist) ist das limbische System wesentlich. Da der Erinnerungswert eines Eindrucks von den ihn begleitenden Gefühlen abhängig ist, wird verständlich, daß das Kurzzeitgedächtnis an das normale Funktionieren des limbischen Systems gekoppelt ist. Schließlich kann das limbische System eine Reihe von Trieb- und Instinkthandlungen auslösen. Offensichtlich ist es durch Chemikalien leicht zu beeinflussen, so daß man annehmen muß, daß eine Reihe von Drogen und Psychopharmaka an diesem System angreifen.

Aufgaben

1. Woher weiß man, daß die unterschwelligen Reize beim Husten- oder Niesreflex an Inter- oder Motoneuronen, nicht aber an den Sinneszellen summiert werden?

2. Der Blutdruck liege momentan über dem Sollwert. Welche Meldungen laufen dann über Sympathikus und Parasympathikus zum Herzen und zu den Blutgefäßen (ist die Impulsfrequenz in den jeweiligen Nervenfasern gegenüber dem Normalzustand erhöht oder erniedrigt)?

3. Folgt aus der Tatsache, daß Ausatem- und Einatemzentrum immer abwechselnd tätig sind, daß die Neurone der beiden Unterzentren sich gegenseitig beeinflussen?

4. Wie könnte man nachweisen, daß vor allem das Ansteigen der CO_2*-Konzentration und nicht so sehr das normalerweise damit verbundene Absinken der* O_2*-Konzentration im Blut die Atemfrequenz steigert?*

5. Zeichnen Sie ein Schema des Regelkreises, der die Konzentration der Atemgase im Blut konstant hält.

6. Sind nach Ausfall der Formatio reticularis noch bewußte Wahrnehmungen möglich?

7. Wieso kann man aus der Tatsache, daß sich die rezeptiven Felder benachbarter Thalamusneurone stark überschneiden, schließen, daß die Meldung einer Sinneszelle über mehrere getrennte Nervenfasern ins Gehirn gelangt?

8. Wieso wird durch Erhöhung der Muskelspannung Wärme erzeugt?

9. Warum ist bei tiefen Außentemperaturen die Schalentemperatur viel niedriger als bei hohen Außentemperaturen, obwohl die Schalentemperatur doch geregelt wird?

10. Schildern Sie die Vorgänge, die nach dem Trinken einer großen Flüssigkeitsmenge im Körper einsetzen.

11. Kann das Hormonsystem vom Gehirn aus beeinflußt werden?

12. Bei der Seelenblindheit ist der Patient nicht in der Lage, den Namen eines gesehenen Gegenstandes zu nennen. Welcher Unterschied besteht zur Aphasie?

14. Der menschliche Geist im Licht der Neurophysiologie

Was den Menschen vom Tier unterscheidet, sind seine geistigen Fähigkeiten. Sind nun diese geistigen Fähigkeiten wenigstens prinzipiell durch die Neurophysiologie zu erklären? Oder muß man annehmen, daß hier eine besondere, grundsätzlich nicht durch physikalisch-chemische Gesetzmäßigkeit erklärbare Erscheinung vorliegt? Im letzteren Fall wären weitere Forschungen in dieser Richtung sinnlos.

Der Begriff »Geist« wird derart vielfältig benützt, daß man ihm keine bestimmte Bedeutung mehr zugrundelegen kann. Deshalb seien im folgenden zwei präzisierbare Phänomene herausgegriffen: das Bewußtsein und die **Fähigkeit, komplizierte Aufgaben zu lösen**. Noch vor wenigen Jahrzehnten war man der Meinung, daß Aufgaben, die Einsicht in die Zusammenhänge, Abstraktionsvermögen oder logisches Denken erfordern, nur vom Menschen gelöst werden könnten. In der Zwischenzeit wissen wir, daß auch Tiere (v. a. Affen) zu einfachen Leistungen solcher Art fähig sind. Die Fortschritte in der Computertechnik haben ergeben, daß es möglich ist, elektronische Systeme zu konstruieren, die derartige Leistungen zustande bringen. Dazu ein Beispiel:

Ein Computer kann mit Hilfe einer Fernsehkamera einen Tisch beobachten, auf dem in beliebiger Anordnung nebeneinander und aufeinander verschiedene Gegenstände liegen. Diese Gegenstände, die vom Computer mit Hilfe eines Greifarmes aufgenommen und bewegt werden können, bestanden bei einem bestimmten Versuch aus: drei Pyramiden und mehreren Quadern verschiedener Größe und Farbe.

Der Versuchsleiter kann dem Computer Fragen stellen oder Befehle erteilen, und erhält entsprechende Antworten des Computers. Dieser Dialog wird nicht in verschlüsselter Computersprache, sondern in normalem Englisch geführt. (Sehr komplizierte Sätze dürfen allerdings nicht benutzt werden). Einprogrammiert sind dabei nicht ganze Sätze, sondern nur die Bedeutung der einzelnen Worte und die Grammatik der englischen Sprache.

Fragen des Versuchsleiters wie »Wieviel grüne Gegenstände liegen auf dem Tisch«, »wieviel Pyramiden liegen auf dem Tisch«, »welche Farbe hat der kleinste Quader«, werden eindeutig beantwortet. Der Computer kann also sowohl die vor ihm liegenden Gegenstände einzeln erkennen als auch unter Oberbegriffen wie »Pyramide«, »grün«, »klein« zusammenfassen, was eine gewisse Abstraktionsleistung darstellt. Auf den nicht eindeutigen Befehl: »Nimm eine Pyramide auf«, erfolgt die Antwort: »Ich verstehe nicht, welche der drei Pyramiden du meinst«. Der Computer kann also prüfen, ob die Frage oder der Befehl sinnvoll ist. Kann der Computer keinen Sinn erkennen, so frägt er beim Versuchsleiter zurück. Auch die (falsche) Behauptung des Versuchsleiters: »Vor dem roten Quader stehen zwei Pyramiden« wird vom Computer geprüft und korrigiert: »Nein, nur eine«. Auch das selbständige Lösen eines gestellten Problems und das Planen eines Handlungsablaufes wird durchgeführt. Steht zum Beispiel auf einem roten Quader eine Pyramide, und gibt der Versuchsleiter den Befehl: »Nimm den roten Quader auf«, so wird vom Computer zunächst die Pyramide aufgenommen, ein freier Platz gesucht und diese dort abgestellt. Erst dann wird der rote Quader aufgenommen. Die anschließende Frage des Versuchsleiters: »Warum hast du die Pyramide aufgenommen?«, wird beantwortet: »Um den Quader aufgreifen zu können«. Und die Frage: »Warum hast du den roten Quader aufgenommen?«, mit: »Weil du es mir befohlen hast«.

Solche Beispiele ließen sich beliebig vermehren. Sie zeigen, daß sich ein Computer in bestimmten Situationen so verhalten kann, daß wir, wäre er ein Mensch, ihn als intelligent bezeichnen würden. Die Fähigkeit, komplizierte Aufgaben zu lösen, scheint also eine Eigenschaft bestimmter informationsverarbeitender Systeme zu sein. Da man beim Menschen die Fähigkeit, komplizierte Probleme lösen zu können, normalerweise als Intelligenz bezeichnet, könnte man also schließen, daß Intelligenz eine Systemeigenschaft gewisser komplizierter informationsverarbeitender Strukturen und damit auch des neuronalen Apparates des menschlichen Gehirnes sei. Dieser Schluß ist allerdings nicht zwingend. Bis jetzt beziehen sich »intelligente« Leistungen von Computern nur auf bestimmte, meistens auch nicht allzu komplizierte Aufgaben. Es wäre also möglich, daß gewisse Leistungen der menschlichen Intelligenz nie von einem Computer erbracht werden können. Auch wissen wir nicht, wie das System in unserem Gehirn, das intelligente Leistungen hervorbringt, aufgebaut ist. Über seine Eigenschaften können wir also nur spekulieren.

Unser Gehirn besitzt etwa 10 Milliarden Nervenzellen. Jedes Neuron hat im Durchschnitt tausend bis zehntausend Synapsen. Insgesamt durchziehen etwa 300 000 km Leitungsbahnen unser Gehirn. Damit ist es weit komplizierter als die bisher gebauten Computer. Es ist also durchaus denkbar, ja sogar sehr wahrscheinlich, daß die Fähigkeit, komplizierte Probleme lösen zu können, eine Systemeigenschaft unseres Gehirns ist. Ist diese Fähigkeit aber eine Systemeigenschaft, so ist sie durch physikalisch-chemische Gesetzmäßigkeiten prinzipiell erklärbar. Dieser Schluß ist allerdings nur denk*möglich*, nicht aber auch denk*notwendig*. Ob Leistungen der menschlichen Intelligenz naturwissenschaftlich erklärt werden können, ist also auch heute noch nicht zu entscheiden, wenn auch die prinzipielle Erklärbarkeit sehr wahrscheinlich geworden ist.

Das **Bewußtsein** beruht auf bewußten Erfahrungen, die für alle Menschen die eigentliche Realität darstellen. Bewußtseinsinhalte sind als psychische Vorgänge der objektiven Erfassung nicht zugänglich. Man kann sie nur subjektiv erfahren und dann einem Außenstehenden mitteilen. Die Beziehungen solcher psychischer Vorgänge zu dem physiologischen Geschehen sind schon lange Gegenstand vieler Überlegungen (Leib-Seele-Problem). Eine der daraus entstandenen Vorstellungen ist die Hypothese der psychoneuralen Identität. Sie faßt psychische und neuronale Phänomene als zwei verschiedene Erscheinungsformen einer einzigen Wirklichkeit auf. In ihrer einfachsten Form sagt sie aus, daß jeder neurophysiologische Vorgang sich auch in der Psyche widerspiegelt. Danach müßte sich jede Zustandsänderung im Gehirn auch in einem Bewußtseinsvorgang äußern. In dieser einfachen Form läßt sich die Hypothese aber leicht durch den Einwand widerlegen, daß es viele Steuerprozesse im Gehirn gibt (vor allem im Bereich der Steuerung des vegetativen Nervensystems), die unserem Bewußtsein entzogen sind. Aber auch höhere geistige Leistungen können ohne Bewußtsein vollbracht werden. Die Versuche an Menschen mit operativ voneinander getrennten Großhirnhemisphären (s. S. 165 f.) haben nämlich gezeigt, daß die rechte Hemisphäre zu intelligenten Leistungen ohne Bewußtsein fähig ist. Man muß die Hypothese deshalb erweitern: Bewußtseinsprozesse treten offenbar dann auf, wenn in bestimmten Teilen des Gehirns ganz bestimmte neuronale Vorgänge ablaufen. In dieser Form ist die Hypothese der psychoneuralen Identität auch mit Befunden vereinbar, die an wachen Menschen mit freigelegtem Gehirn bei elektrischer Reizung kleiner Gehirnbezirke gewonnen wurden. Bei der Reizung berichten die betreffenden Patienten über gewisse Gefühle oder über bestimmte Erinnerungsbilder u. a. Solche Bewußtseinsinhalte sind also durch elektrische Reizung auslösbar. Das spricht dafür, daß Bewußtseinsinhalte ein neurophysiologisch faßbares Korrelat im Gehirn besitzen. Ein solches Korrelat müßte einer Kausalanalyse zugänglich sein.

Es erscheint also denkbar, daß es einmal gelingen wird, Bewußtseinsvorgänge über ihr neurophysiologisch faßbares Korrelat grundsätzlich durch physikalisch-chemische Gesetzmäßigkeiten zu erklären und sie als Systemeigenschaften bestimmter Bezirke des Gehirns zu erkennen. Dieser Schluß ist aber rein spekulativ. Die jahrtausendealte Frage, ob der menschliche Geist wenigstens prinzipiell naturwissenschaftlich erklärbar sei, oder ob die Naturwissenschaften grundsätzlich keine hinreichende Erklärung für seine Existenz liefern können, ist damit auch heute noch nicht beantwortbar.

Lösungen der Aufgaben

2. Anatomie

1. Nein, es ist nur ein Teil der Nervenzellen angefärbt. Kontakte sind nur sichtbar, wenn beide Nervenzellen angefärbt sind.
2. Kobaltchloridmethode. Da nur eine Zelle gefärbt ist, kann man sehr dicke Schnitte machen.
3. Neuron: Nervenzelle bestehend aus Zellkörper, Dendriten und Neurit. Schwannsche Zelle: Zelle, die eine oder mehrere Neurite umgibt. Schwannsche Scheide: Hülle um ein einzelnes Axon, mit lamellenartiger Struktur; besteht aus einer Schwannschen Zelle, die sich um das Axon wickelt.
4. Schmaler Spalt.

3. Grundzüge der Elektrophysiologie

1. Ein Wechselspannungsverstärker verstärkt konstante Spannungen, wie das Ruhepotential, nicht.
2. Nur Aktionspotentiale, da die Elektroden polarisierbar sind. Ein Ruhepotential ist nicht zu messen.
3. a) Keine Spannung. Da die Diffusionsgeschwindigkeit der beiden Kationen unterschiedlich ist, werden aber kurzzeitig Diffusionspotentiale entstehen.
b) Die rechte Seite wird gegenüber der linken negativ.
4. Die Stellung des Strahls in Richtung der horizontalen Achse ist eine Funktion der Zeit, da sich der Strahl mit konstanter Geschwindigkeit von links nach rechts bewegt. Die Stellung in Richtung der vertikalen Achse wird von der Höhe der Meßspannung bestimmt.
5. Ruhepotential: Membranpotential einer unerregten Zelle. Aktionspotential: aktiv erzeugte Veränderung des Membranpotentials eines Axons als Folge einer überschwelligen Reizung. Saltatorische Nervenleitung: Nervenleitung im Axon mit Schwannscher Scheide; Aktionspotentiale werden nur an den Schnürringen ausgebildet. Depolarisierung: Verringerung des Membranpotentials.
6. Man könnte z. B. im Außenmedium radioaktive Natriumionen verwenden und feststellen, wie schnell diese in die Faser eindringen. Den gleichen Versuch könnte man auch mit Kaliumionen machen. Es ist sogar schon gelungen, die Riesenfasern von Tinten-

fischen auszuquetschen und das Innere dieser Fasern mit einem künstlichen Medium genau bekannter Zusammensetzung zu füllen. Dann kann man auch das Faserinnere mit radioaktiven Ionen füllen.

7. Es muß auch dann ein Natriumionentransport zu beobachten sein, wenn man innerhalb und außerhalb der Faser die gleiche Natriumionenkonzentration herstellt. Oder man vergiftet mit anderen Stoffen, von denen man weiß, daß sie aktive Transportvorgänge schädigen.

8. Ja, jede Nervenfaser leitet in beiden Richtungen (s. Bild 14). Die beiden Aktionspotentiale löschen sich gegenseitig aus. Hinter jedem Aktionspotential läuft ja eine Zone, in der die Faser unerregbar ist. Die beiden aufeinanderzulaufenden Impulse können jeweils die unerregbare Zone des anderen Impulses nicht überspringen.

9. Je dicker das Axon, um so geringer ist sein Widerstand. Je geringer der Widerstand, um so schneller wird das Ruhepotential benachbarter Stellen unter den Schwellenwert erniedrigt.

10. Nein. Metallelektroden in einer Elektrolytflüssigkeit erzeugen langsam schwankende Spannungen.

11. Extrazelluläre Abteilung (vgl. Bild 16).

12. Es wird niedriger, da Kaliumionen jetzt auch von außen nach innen diffundieren.

13. Je höher die Reizspannung, desto schneller tritt das Aktionspotential auf,da die Depolarisierung rascher erfolgt und damit auch der Schwellenwert schneller erreicht wird. Die Höhe des Aktionspotentials wird nicht verändert.

14. Von einer einmal erregten Stelle A pflanzt sich das Aktionspotential auf die Nachbarschaft fort. Während dort ein Aktionspotential abläuft, wird auch die Stelle A wieder depolarisiert. Wäre sie schon wieder erregbar, würde sie erneut ein Aktionspotential ablaufen lassen. Eine einmal erregte Stelle würde dauernd im Erregungszustand bleiben.

15. Die Amplitude der Aktionspotentiale nimmt allmählich ab. Gleichzeitig sinkt das Ruhepotential. Beide Phänomene sind Folgen der sich allmählich verringernden ungleichen Ionenverteilung außerhalb und innerhalb der Faser.

16. Er wird geringer.

17. Bei einem Aktionspotential in einem motorischen Axon wird zuerst die zentrumsnahe Elektrode negativ (sie wird zuerst vom Aktionspotential erreicht), später die zentrumsferne. Bei einem Aktionspotential eines sensorischen Axons ist es umgekehrt.

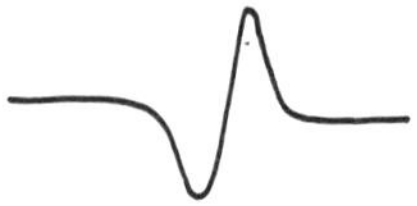

motorisches Aktionspotential

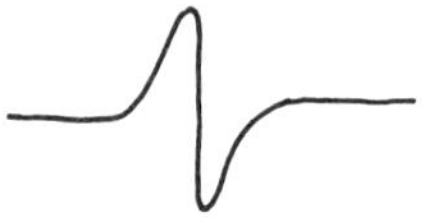

sensorisches Aktionspotential

4. Grundbegriffe der biologischen Kybernetik

1. Die Informationsmenge [bit] sei x. Dann gilt

$$26^5 = 2^x$$

$$x = \frac{5 \cdot \log 26}{\log 2} = 24$$

Die Informationsmenge beträgt 24 bit.

2. Sprachlicher Text enthält Redundanz, ist also gegen Übertragungsfehler geschützt. Zahlenangaben haben keine Redundanz. Durch ihre Wiederholung schafft man auch hier Redundanz. (Wird eine der Zahlen falsch übertragen, erkennt man jetzt wenigstens, daß ein Übertragungsfehler vorliegt.)

3. Energiefluß: Energiestoffwechsel der Nervenzelle → Energie für Bildung der Membranpotentiale.

Informationsfluß: Reiz → Aktionspotentiale. Der Reiz steuert also die Vorgänge in der Sinneszelle.

4. Während der Totzeit reagiert das System noch nicht.

5. Der Reiz steuert die Vorgänge in der Sinneszelle; der Nerv steuert die Muskeltätigkeit; ein Hormon steuert eine bestimmte Stoffwechselleistung usf.

6. Steuerung: Beeinflussung eines Vorganges mit eigener Energiequelle durch einen anderen Vorgang. Regelung: Konstanthalten eines Zustandes mit Hilfe eines Regelkreises. P-Regler: Regler, bei dem die Stellgröße eine Funktion der Regelabweichung ist. I-Regler: Regler, bei dem die Stellgröße proportional zum Integral der Regelabweichung über der Zeit ist. Totzeit: Zeit zwischen dem Beginn der Änderung der Regelgröße und dem Beginn der Wirkung der Stellgröße.

7. Um eine konstante Störung voll abregeln zu können, muß der Regelkreis auch dann eine von Null verschiedene Korrektur erzeugen können, wenn der Istwert gleich dem Sollwert ist. Diese Korrektur muß die Störung dauernd kompensieren, sonst entfernt die

Störung den Istwert wieder vom Sollwert. Nur ein Regelkreis mit I-Regler kann aber auch dann eine von Null verschiedene Korrektur erzeugen, wenn der Istwert gleich dem Sollwert ist.

8. Überall da, wo konstante Störungen voll abgeregelt werden müssen (s. Frage 7).

9. S. Lehrbuchtext.

10. Wenn die Totzeit lang und/oder die Verstärkung hoch ist.

11. I-Regler.

5.1 Erregungsbildung in der Sinneszelle

1. Die Temperatursinneszellen haben phasisch-tonisches Verhalten, mit einem starken phasischen Anteil. Deshalb messen sie hauptsächlich Temperaturänderungen.

2. S. Lehrbuchtext.

3. Sie bleibt konstant. Das Rezeptorpotential ist die Ursache der Aktionspotentiale und deren Frequenz ist proportional zum Rezeptorpotential.

4. Der zweite Reiz muß erfolgen, wenn das vom ersten Reiz erzeugte Rezeptorpotential noch nicht abgeklungen ist.

5.2 Die Vorgänge an den Synapsen

1. Azetylcholin kommt bei allen Vielzellern als Überträgerstoff in den Synapsen vor. Bei Pflanzen ist es wohl nicht giftig, da sie keine Synapsen besitzen.

2. Nein, nur solche, die Azetylcholin als Überträgerstoff haben.

3. Grundsätzlich ja, da sich die Wirkungen gegenseitig aufheben.

4. S. Lehrbuchtext.

5. In interneuralen Synapsen kommen auch andere Überträgerstoffe vor. In motorischen Endplatten erzeugt jedes präsynaptische Aktionspotential auch ein postsynaptisches Aktionspotential. Bei interneuralen Synapsen kann ein einzelnes präsynaptisches Aktionspotential die postsynaptische Zelle noch nicht erregen; dazu bedarf es vieler Aktionspotentiale.

6. Bei beiden verändern bestimmte chemische Substanzen das Membranpotential des Zellkörpers.

7. (a) Man bringt verschiedene Substanzen an die Synapse (Mikropipette). Substanzen, die das Ruhepotential der Zelle absenken, sind wahrscheinlich Überträgerstoffe. Es könnte allerdings sein, daß in der Synapse in Wirklichkeit ein anderer Stoff verwen-

det wird. Die gefundenen Substanzen wären dann ebenfalls in der Lage, sich mit den Rezeptormolekülen der postsynaptischen Membran zu verbinden und erzeugten so die gleichen Wirkungen wie der natürliche Überträgerstoff.

b) Man untersucht, ob an der Synapse Enzyme vorhanden sind, die die fragliche Substanz abbauen können. Überträgerstoffe müssen ja immer rasch abgebaut werden, sonst häufen sie sich an. Es könnte allerdings sein, daß das den Überträgerstoff abbauende Enzym auch andere Stoffe abbauen kann.

8. S. Lehrbuchtext.

9. Mit der Silbersalzfärbung wird nur ein kleiner Teil der Neurone gefärbt.

6.1 Einige Typen von Lichtsinnesorganen

Weil die Fläche, durch die das Licht in das Auge eintreten kann, kleiner ist.

6.2 Das menschliche Auge

1. Einen P-Regler, weil eine konstante Störung (z. B. ein zu helles Licht) nicht voll abgeregelt wird. Läge ein I-Regler vor, würde immer die gleiche Durchschnittshelligkeit im Auge herrschen, gleichgültig, wie hell es in der Umgebung wäre.
2. Hauptsächlicher Unterschied: Die Fortsätze der Sinneszellen sind beim Tintenfischauge dem Licht zugekehrt, beim Säugerauge vom Licht abgekehrt. Sonst entsprechen sich die beiden Augentypen weitgehend.
3. S. Lehrbuchtext.
4. Altersweitsichtigkeit: Ferneinstellung; angeborene Weitsichtigkeit: Naheinstellung.
5. In Ruhe ist die Linse vorne = Naheinstellung. Wird sie durch den Muskel zurückgezogen, erfolgt Ferneinstellung.
6. Auf die Ferne.

6.3 Das Facettenauge

1. S. Lehrbuchtext.
2. S. Lehrbuchtext.
3. Im Einzelauge muß kein scharfes Bild entstehen, da ein Ein-

zelauge die Information für nur einen Bildpunkt liefert. Ein unscharfes Bild im Einzelauge liefert die gleiche Information wie ein scharfes.

4. Wenn sich die Gesichtsfelder überschneiden, gelangt Licht von einem Punkt der Umgebung in mehrere Ommatidien. Da jedes Ommatidium einen Bildpunkt erzeugt, entspricht damit nicht mehr wie in einem scharfen Bild jedem Umgebungspunkt auch ein Bildpunkt. Das Bild wird also unscharf.

5. Im Superpositionsauge kann das Licht, das durch benachbarte Kristallkegel fällt, das Rhabdom erst deutlich unterhalb der Kristallkegel erreichen. Würden die Rhabdome direkt unter den Kristallkegeln beginnen, könnte Licht aus benachbarten Kristallkegeln nur einen Teil des Rhabdoms durchstrahlen oder gar nicht in das Rhabdom eintreten.

6.4 Die Vorgänge in den Sehzellen

1. Rhodopsin ist purpurfarben. Durch starke Belichtung wird es völlig abgebaut.

2. Im gelben Fleck (der Fixierstelle) gibt es nur Zapfen. Er ist deshalb weniger lichtempfindlich als die mit Stäbchen ausgestatteten Randbereiche der Retina.

3. Man müßte zuerst die subjektive Helligkeit für dunkle, nicht mehr als farbig empfundene Lichter verschiedener Wellenlänge feststellen. Die so erhaltene Kurve der Abhängigkeit der subjektiven Helligkeit von der Wellenlänge muß mit dem Absorptionsspektrum des Sehpurpurs übereinstimmen. Eine andere Möglichkeit wäre, eine elektrophysiologische Ableitung von einem einzelnen Stäbchen zu machen und die Abhängigkeit der Impulsfrequenz von der Wellenlänge verschiedener monochromatischer Lichter gleicher Intensität zu bestimmen. Die so erhaltene Kurve muß wieder mit dem Absorptionsspektrum des Sehpurpurs übereinstimmen. Es läuft also immer auf einen Vergleich des Absorptionsspektrums mit einem Maß für die Höhe der Erregung der Sinneszelle hinaus. Messungen des Absorptionsspektrums eines ganzen Stäbchens liefern keine sichere Entscheidung. Wäre nämlich der verantwortliche Farbstoff ein neben Rhodopsin in geringerer Konzentration vorhandener Farbstoff, könnte dieser Versuch nicht klarstellen, welcher der beiden Farbstoffe nun wirklich für die Lichtwahrnehmung verantwortlich ist.

4. Ja. Ein neu eingeschaltetes Licht findet zunächst eine hohe Rhodopsinkonzentration vor. Wirkt das Licht länger ein, bleicht

das Rhodopsin aus. Damit sinkt seine Konzentration, und die Sinneszelle wird weniger empfindlich. Je höher die Rhodopsinkonzentration in der Zelle, desto mehr Rhodopsin kann von einer bestimmten Lichtmenge gespalten werden.

5. Die Helligkeit der Projektion muß so groß sein, daß das Zapfensystem anspricht. Erscheint eine Nachtaufnahme, müßte, um eine echte Wirkung zu erzielen, die Helligkeit so weit abgesenkt werden, daß das Zapfensystem kaum mehr anspricht. Dazu braucht man aber eine Adaptationszeit, die bei dem schnellen Szenenwechsel in einem Film nicht zur Verfügung steht.

6. a) Das Stäbchensystem spricht auf Rot nicht mehr an.

b) Die Brille läßt nur rotes Licht durchtreten. Das genügt, um im hellen Zimmer mit dem Zapfensystem sehen zu können. Das Stäbchensystem wird nicht gereizt. Es kann sich also voll dunkeladaptieren. Im Röntgenraum herrscht so geringe Lichtintensität, daß nur das Stäbchensystem verwendet wird.

7. S. Lehrbuchtext.

8. Mit dem Zapfensystem, da im hellen Licht der Sehpurpur der Stäbchen fast völlig gebleicht ist.

9. S. Lehrbuchtext.

10. Bei Vitamin-A-Mangel kann nicht genügend Retinal und damit nicht genügend Rhodopsin gebildet werden. Dadurch wird die Empfindlichkeit des Stäbchensystems beeinträchtigt. Eine solche Nachtblindheit, die auf Vitamin-A-Mangel beruht, läßt sich durch Gaben von Vitamin A beheben.

11. Da die Sehfarbstoffe an die Membran gebunden sind, läßt sich durch Bildung von Membranpaketen die Konzentration der Sehfarbstoffe und damit die Fähigkeit zur Absorption von Licht erhöhen. Das gleiche Prinzip wird im Chloroplasten angewandt.

12. S. Lehrbuchtext.

6.5 Auswerteprozesse

1. Nicht mit völliger Eindeutigkeit. Wegen der größeren Zahl von Neuronen in der Retina des gelben Flecks fließt allerdings von dort mehr Information pro Flächeneinheit zum Gehirn als von anderen Teilen der Netzhaut. Ob dieser höhere Informationsfluß aber für ein höheres Auflösungsvermögen ausgenützt wird (die zunächst wahrscheinlichste Annahme) geht aus dem Text nicht eindeutig hervor. Der höhere Informationsfluß könnte ja auch anderen Zwecken dienen (z. B. besser abgestufte Grauwert- oder Farbunterscheidung, bessere Bewegungswahrnehmung u. a.).

2. Unmittelbar links vom Nullpunkt werden die Sinnesmeldungen schwächer gehemmt als weiter links, die Frequenz der Aktionspotentiale ist also unmittelbar links vom Nullpunkt höher als weiter links. Unmittelbar rechts vom Nullpunkt ist die Hemmung stärker als rechts außen. Die Impulsfrequenz ist also unmittelbar rechts vom Nullpunkt niedriger als rechts außen. Es entsteht damit eine Überhöhung der Kontraste.

3. Die Straßenmitten sind von mehr hellen Flächen umgeben als die Straßenränder. Die Straßenmitten werden also stärker gehemmt.

4. Der Abstand zwischen zwei Sinneszellen oder auch Bildpunkten muß deutlich kleiner sein als die Breite einer Straße im Netzhautbild der Abbildung, sonst könnten wir keine Einzelheiten wie scharfe Ecken erkennen. Die Hemmwirkung erstreckt sich aber über eine Distanz, die ungefähr der Straßenbreite entspricht.

5. Beide Farben zusammen absorbieren alle Farben außer Grün.

6. Bei 500 nm sprechen alle Zapfensorten an (am stärksten der Grünrezeptor, Rot- und Blaurezeptor etwa gleich stark). Bei 550 nm sprechen nur noch Grün- und Rotrezeptor an (der Grünrezeptor stärker). Vgl. Bild 51.

7. Bei Erhöhung der Intensität eines spektralreinen Lichtes steigt die Impulsfrequenz aller Zapfensorten gleichzeitig an, wobei das Verhältnis der Impulsfrequenz der einzelnen Zapfensorten gleich bleibt. Die Farbe wird also durch das Verhältnis der Impulsfrequenzen der einzelnen Zapfenarten, die Intensität durch die absolute Höhe dieser Impulsfrequenz angegeben.

8. Durch Messung ihres Absorptionsspektrums oder dadurch, daß man von ihr elektrophysiologisch ableitet und feststellt, mit welcher Impulsfrequenz sie jeweils auf verschiedene spektralreine Lichter gleicher Intensität reagiert.

9. Falls das Tier nicht farbentüchtig ist, könnte es die blaue Türe in einem anderen Grauton gesehen haben als die graue. Es hätte dann nur verschiedene Grautöne unterschieden. Man müßte also im Versuch mehrere unterschiedliche Grautöne verwenden.

10. Rot und Grün sind Komplementärfarben. Durch ein rotes Glas betrachtet, sieht eine rote Linie hell, eine grüne Linie aber schwarz aus. Die Zeichnungen sind in Rot und Grün gehalten. Durch das rote Glas sieht man damit nur den grünen Teil der Zeichnung, der rote Teil der Zeichnung erscheint so hell, daß er sich vom Papier nicht abhebt. Durch das grüne Glas sieht man entsprechend nur den roten Teil der Zeichnung. Unterscheiden sich roter und grüner Teil der Zeichnung, entstehen in den beiden Augen etwas verschiedene Bilder und damit ein räumlicher Eindruck.

11. Zwei, da eine Zapfensorte allein nur die Lichtintensität registrieren kann (s. Lösung Aufgabe 7).

12. Kleiner, da über ein Axon nur die Information über eine Variable geleitet werden kann. Um die Information über die einen Bildpunkt charakterisierenden Variablen Farbe und Intensität zu übermitteln, braucht man aus informationstheoretischer Sicht mindestens zwei getrennte Leitungswege, also auch mindestens zwei getrennte Nervenfasern.

13. Wir können dann die Entfernung nicht mehr genügend genau abschätzen.

14. Die Umwelt bewegt sich scheinbar.

15. Das linke Bild der ersten Täuschung sieht wie eine von innen gesehene senkrechte Kante eines Würfels (z. B. eine Zimmerecke) aus. Das rechte Bild zeigt etwa die gleiche Kante von außen gesehen. In der linken Zeichnung erscheint der senkrechte Strich damit weiter entfernt zu sein als auf der rechten Zeichnung. Da das Netzhautbild der beiden senkrechten Striche gleich groß ist, muß der weiter entfernte Strich »in Wirklichkeit« größer sein. (s. Bild 58).

Die beiden anderen Täuschungen beruhen ebenfalls auf Perspektive, die uns vortäuscht, daß ein Teil des Bildes näher bei uns ist als andere Teile. Wenn ein uns näher liegender Gegenstand ein gleich großes Netzhautbild erzeugt wie ein ferner liegender, muß der ferner liegende Gegenstand in Wirklichkeit größer sein.

Die Aussagen sind zwar plausibel, aber letztlich unbewiesen.

16. Im ersten Fall ein heller Lichtfleck von 20 μm Durchmesser auf dunklem Grund; im zweiten Fall ein dunkler Fleck auf hellem Grund.

17. In Bild 48 wird jede ableitende Nervenfaser nur von einer Sinneszelle erregt und nur von unmittelbar benachbarten Sinneszellen gehemmt. In Bild 54 dagegen erfolgen Erregung und Hemmung durch eine größere Zahl von Sinneszellen.

7.1 Der Stellungssinn

1. Durch eine Veränderung des Kontraktionszustandes der Spindelmuskeln.

2. Zu einer Erniedrigung, da dadurch die Spindellänge verringert wird.

3. Nein.

4. Durch den Schlag wird der Unterschenkelstrecker kurzzeitig gedehnt. Dadurch steigt die Frequenz der Aktionspotentiale in den sensiblen Spindelfasern dieses Muskels, der Muskel kontrahiert

sich. Die Zeit zwischen dem Schlag und dem Beginn der Beinbewegung ist die Totzeit des Systems.

5. In den sensiblen Spindelfasern bedeutet eine erhöhte Impulsfrequenz eine Dehnung (Verlängerung) des Muskels, in den motorischen Nervenfasern, die zu den Muskelfasern laufen, bedeutet die gleiche Erhöhung der Impulsfrequenz dagegen eine Kontraktion (Verkürzung) des Muskels. In diesem Bedeutungswandel liegt die Vorzeichenumkehr.

6. Übereinstimmungen: Sinneszelle mißt Spannung einer Muskelfaser, die eine eigene Innervation hat; beide messen indirekt eine Gelenkstellung. Unterschiede: Reaktion der Sinneszelle wird nur beim Streckrezeptor von einer hemmenden Faser beeinflußt; Muskelspindel liegt innerhalb, Streckrezeptor außerhalb der eigentlichen Muskulatur.

7.2 Der Tastsinn

1. Weil das Auflösungsvermögen des Tastsinnes an der Fingerspitze geringer ist als dasjenige des Auges bei normaler Leseentfernung.

2. Bei 4 Punkten gibt es nur $2^4 = 16$ Variationsmöglichkeiten. Zur Darstellung aller Zahlen und Buchstaben braucht man aber 35. Dazu sind mindestens 6 Punkte erforderlich.

3. Eigengeschwindigkeit relativ zum Wasser, andere, sich bewegende Tiere, Hindernisse, an denen vom ihm selbst erzeugte Wasserwellen reflektiert werden.

4. Entweder sprechen alle Sinneszellen nur auf die Abbiegung der Sinneshaare in *eine* bestimmte Richtung an: Dann muß ein Teil der Sinneszellen so liegen, daß er eine Bewegung in die eine Richtung, der andere Teil der Sinneszellen aber die Bewegung in die andere Richtung wahrnimmt.

Oder die Sinneszellen haben im ungereizten Zustand eine Spontanentladung. Abbiegung in die eine Richtung erhöht die Impulsfrequenz, Abbiegung in die andere erniedrigt sie.

Verwirklicht ist eine Kombination aus beiden Möglichkeiten. Die Zellen zeigen eine Spontanentladung. Bei Abbiegung in eine bestimmte Richtung antwortet die eine Hälfte der Zellen mit einer Erhöhung der Impulsfrequenz, die andere Hälfte mit einer Erniedrigung.

7.3 Der Raumlagesinn

1. Die Kraft parallel zur Statozystenoberfläche ist von der Statolithenmasse abhängig. Das ZNS lernt es bei konstanter Statolithenmasse schnell, aus der Kraft parallel zur Statozystenoberfläche auf den Winkel α rückzuschließen. Würde sich die Statolithenmasse aber dauernd ändern, wäre dieser Schluß nicht mehr eindeutig.

2. Man weiß nicht, in welcher Weise die Stellgröße im Augenregelkreis von β abhängt. Bleibt aber β konstant, bleibt auch die Stellgröße konstant.

3. Sie ist proportional zu cos α.

4. a) geringe, konstante Impulsfrequenz. b) Abbiegung in die eine Richtung: Erhöhung, Abbiegung in die andere Richtung: Erniedrigung der Impulsfrequenz.

5. Informationen über die Stellung der einzelnen Gelenke, insbesondere des Halsgelenkes.

6. Organ-adäquat: Die Winkel zwischen den Körperachsen und dem Schwerelot. Sinneszellen-adäquat: Abbiegung der Sinneshaare.

7.4 Der Drehsinn

1. S. Lehrbuchtext.

2. Dann sprechen mehrere Bogengänge an.

3. Übereinstimmung: Sekundäre Sinneszellen, die zwischen einschichtiges Zylinderepithel fleckweise eingebettet sind. Die Reizübertragung erfolgt über Zellfortsätze. Dem Epithel ist Bindegewebe unterlagert. Unterschiede: Der ständig wirkende Reiz geht von Körnchen aus, die – in Gallerte eingebettet – auf den Wimperschöpfen der Sinneszellen ruhen. Die Kopfhaltung bestimmt die relative Richtung der Schwerkraft zum Sinnesepithel. Der Gallertpfropfen im Drehsinnesorgan, der die Sinnesborsten einhüllt, wird nur bei Bewegungen der Lymphflüssigkeit verschoben.

4. Beide arbeiten nach folgendem Prinzip: eine Masse ist nur schwach an den Körper angekoppelt. Bewegt sich der Körper im Raum, behält die Masse ihre ursprüngliche Lage im Raum, bewegt sich also relativ zum Körper. Diese Relativbewegung wird gemessen. Das Beharrungsvermögen der Masse wird bei den Bogengängen durch die Trägheit einer Flüssigkeit, bei den Schwingkölbchen durch die Kreiseleigenschaften erzielt.

7.5 Der Gehörsinn

1. Weil dann ein Druckausgleich durch die Eustachische Röhre erfolgen kann.

2. Der hörbare Schallbereich hat größere Wellenlängen. Eine Echolotortung hat also in diesem Schallbereich eine geringere Auflösung als im Ultraschallbereich.

3. Bei einer Schallgeschwindigkeit von 300 m/sec und einem Abstand der beiden Ohren von 25 cm etwa 0,8 Millisekunden.

4. P-Regler, sonst würden im Ohr alle Töne gleich laut gehört.

5. S. Lehrbuchtext.

6. Die Trommelfellschwingungen können nicht untersetzt werden. Da die Fläche des Trommelfells aber wesentlich größer ist als die Fläche des ovalen Fensters, erfolgt trotzdem eine gewisse Kraftverstärkung.

7. Äußere Gehörteile sind für die Stromlinienform des Körpers ungünstig. Da der Schall aus dem Wasser kommt, muß die Kraft der Trommelfellschwingungen nicht durch Untersetzung mit Hilfe der Gehörknöchelchen erhöht werden, wie es der Fall ist, wenn der Schall aus der Luft kommt und auf die Flüssigkeit des Innenohrs übertragen werden muß.

8. Zuerst wird jeweils der Organ-adäquate und dann der Sinneszellen-adäquate Reiz genannt: Muskelspindel: Länge des Muskels/Spannung. Statozyste: Schwerkraftrichtung/Abbiegung der Sinneshaare. Bogengang: Drehbeschleunigung/Abbiegung der Sinneshaare. Ohr: Schallwechseldruck/Abbiegung der Sinneshaare.

8. Die chemischen Sinne und Sinnesorgane

1. S. Lehrbuchtext.

2. Sie bilden durch Teilung neue Geschmackssinneszellen.

3. Nein.

4. Mindestens zwei.

5. An den synaptischen Bläschen.

6. Man weiß nur, daß die Reizschwelle der Sinneszellen gleich oder niedriger als die Schwelle der Verhaltensreaktion ist.

7. Nein, er könnte ihn auch mit Hilfe anderer Sinnesorgane finden. (In Wirklichkeit benützt er dazu seine Fähigkeit zur Echolotortung).

8. Man fängt z. B. in einem Nebenfluß eine größere Zahl Lachse.

Nachdem man sie gekennzeichnet hat, läßt man sie unterhalb der Einmündung dieses Nebenflusses im Hauptfluß frei. Dann fängt man sowohl im Nebenfluß als auch im Hauptfluß oberhalb der Einmündungsstelle möglichst viele Lachse. Finden sich gekennzeichnete Tiere nur im Nebenfluß, können sich die Lachse offensichtlich orientieren. Macht man denselben Versuch, macht aber vor dem Freilassen die Geruchsorgane der Tiere funktionsunfähig, müssen sich die Tiere gleichmäßig auf Haupt- und Nebenfluß verteilen, wenn eine geruchliche Orientierung vorliegt. Genau dieses Resultat wurde in einem entsprechenden Versuch beobachtet.

11. Forschungsmethoden in der Physiologie des Zentralnervensystems

1. Nein, erst wenn man auch die Eingangs-Ausgangsbeziehungen aller Neurone kennt.
2. S. Lehrbuchtext.

13.1 Das Rückenmark

1. S. Lehrbuchtext.
2. S. Lehrbuchtext.
3.

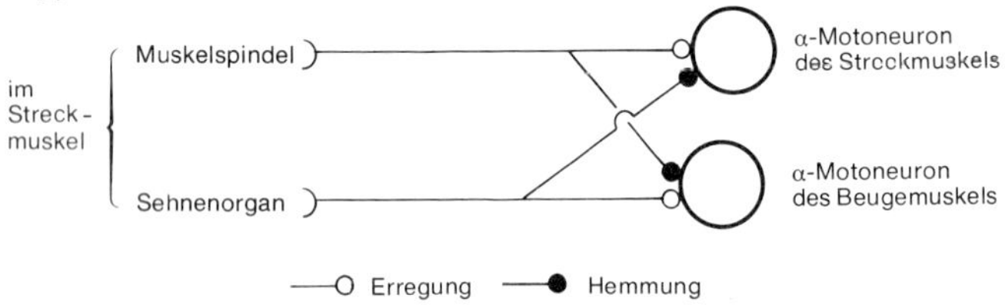

4. Alle sensiblen Fasern in der hinteren, alle motorischen in der vorderen Wurzel.

5.

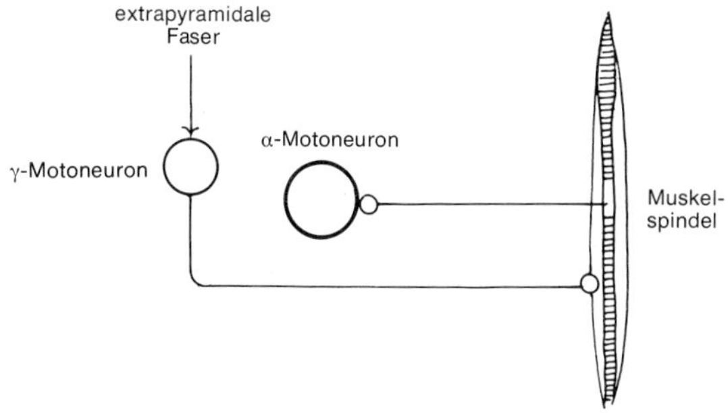

6. Durchtrennen aller hinteren Wurzeln der Rückenmarksnerven.

13.2 Das Eingeweidenervensystem

1. Zwei (Rückenmark und vegetatives Ganglion), im allgemeinen aber mehr.
2. Nein, denn dann fällt auch die Abgabe der Transmitterstoffe unter den Begriff Neurosekretion.

13.3 Das Gehirn

1. Weil man das Kitzeln schon vor dem Husten oder Niesen spürt. Der Sinneseindruck entsteht, ehe der Reflex ausgelöst wird. Käme die Summation an den Sinneszellen zustande, müßten Sinneseindruck und Reflexauslösung zeitlich zusammenfallen.
2. Im Sympathikus ist zum Herzen und zu den Gefäßen die Frequenz erniedrigt, im Parasympathikus zum Herzen erhöht. (Die Gefäße werden nur vom Sympathikus innerviert).
3. Nein. Die Koordination der beiden Zentren könnte auch dadurch gewährleistet sein, daß die beiden Zentren von übergeordneten Neuronen abwechselnd erregt und gehemmt werden. Die gegenseitige Beeinflussung der beiden Zentren ist also nur eine von zwei Denkmöglichkeiten, zwischen denen auf Grund der mitgeteilten Versuchsergebnisse nicht entschieden werden kann.
4. Z. B. dadurch, daß man der Atemluft bei ausreichendem Sauerstoffgehalt in höherem Umfang CO_2 beimischt. Dann müßte trotz hohem Blutsauerstoffgehalt die Atemfrequenz zunehmen, weil gleichzeitig der CO_2-Gehalt des Blutes angestiegen ist. Die

Problematik des Versuchs liegt allerdings darin, daß die Sauerstoffbindungskurve des Hämoglobins bei erhöhtem CO_2-Gehalt flacher verläuft, sodaß man den Sauerstoffgehalt erhöhen muß, um die gleiche Sauerstoffsättigung des Blutes zu erreichen, wie bei niedrigerem CO_2-Gehalt.

5. Fühler sind die CO_2-empfindlichen Sinnesorgane in der Kopfschlagader; Regler ist das Atemzentrum; Stellglied ist die Atemmuskulatur.

6. Nein, da der Patient bewußtlos ist.

7. Siehe Ausführungen auf den Seiten 82 und 98.

8. Wenn sich Beuge- und Streckmuskel gleichzeitig kontrahieren, wird nach außen keine Arbeit geleistet. Außer dem geringen Anteil, der in elastische Verformungsenergie (Muskel und Sehne) übergeht, wird die gesamte aufgewendete Stoffwechselenergie in Wärme verwandelt.

9. Die Wärmeproduktion erfolgt im wesentlichen im Körperinneren, die Wärmeabgabe ausschließlich an der Körperoberfläche. Die Temperatur des Körperinneren steigt nicht über den Sollwert hinaus an. Bei niederen Außentemperaturen ist die Wärmeabgabe in der Peripherie größer als bei hohen Außentemperaturen. Unter der Voraussetzung, daß der Wärmetransport von innen nach außen immer gleich ist (was allerdings nicht ganz stimmt, da die Hautdurchblutung temperaturabhängig ist), ist damit das Temperaturgefälle zwischen innen und außen steiler. Dadurch sinkt die Schalentemperatur. Würde die Schalentemperatur immer auf dem gleichen Wert gehalten, würde die Kerntemperatur mit sinkender Außentemperatur immer mehr ansteigen.

10. Das Wasser wird in die Blutbahn übernommen, der Wassergehalt des Blutes steigt an. Das veranlaßt den Hypothalamus, die Hypophyse zur Reduktion der Abgabe eines Hormones anzuregen. Das erhöht die Wasserabgabe durch die Nieren. Dadurch wird der Wassergehalt des Blutes wieder erniedrigt.

11. Ja, über den Hypothalamus.

12. Bei der Seelenblindheit ist der Patient nicht in der Lage, einen Gegenstand, den er sieht, als solchen zu erkennen. Nimmt er den gleichen Gegenstand mit einem anderen Sinnessystem wahr, kann er ihn benennen. Bei der Aphasie kann er einen Gegenstand nicht benennen, weil der Gebrauch des entsprechenden Sprachsymbols gestört ist. Er kann ihn also nicht benennen, gleichgültig mit welchem Sinnessystem er ihn wahrnimmt.

Auswahl an weiterführender Literatur

Boeckh, J.: Nerven und Sinne; Herder studio visuell, Freiburg 1975
Braitenberg, V.: Gehirngespinste; Springer, Berlin 1973
Burkhardt, D.: Wörterbuch der Neurophysiologie; VEB Fischer, Leipzig 1971
Eccles, J.: Das Gehirn des Menschen; Piper, München 1975
Ewert, J-P.: Neuroethologie; Heidelberger Taschenbuch, Springer, Berlin 1976
Forssmann, W. und C. Heym: Grundriß der Neuroanatomie; Heidelberger Taschenbuch, Springer, Berlin 1975
Hassenstein, B.: Biologische Kybernetik; Quelle und Meyer, Heidelberg 1977
Katz, B.: Nerv, Muskel und Synapse; Thieme, Stuttgart 1971
Laudien, H.: Physiologie des Gedächtnisses; Uni-Taschenbuch, Quelle und Meyer, Heidelberg 1977
Nachtigall, W.: Zoophysiologischer Grundkurs; Verlag Chemie, Weinheim 1972
Penzlin, H.: Lehrbuch der Tierphysiologie; Fischer, Stuttgart 1977
Rahmann, H.: Neurobiologie; Uni-Taschenbuch, Ulmer, Stuttgart 1976
Röhler, R.: Biologische Kybernetik; Teubner, Stuttgart 1973
Ronacher, B. und H. Hemminger: Einführung in die Nerven- und Sinnesphysiologie; Quelle und Meyer, Heidelberg 1976
Schmidt, R. F.: Grundriß der Neurophysiologie; Heidelberger Taschenbuch, Springer, Berlin 1977
Schmidt, R. F.: Grundriß der Sinnesphysiologie; Heidelberger Taschenbuch, Springer, Berlin 1977
Wolf, G.: Neurobiologie; Fischer, Stuttgart 1976

Register

Studienreihe Biologie

Band 1 Genetik und Molekularbiologie
Ulrich Kull und Hans Knodel

Band 2 Sinnesorgane und Nervensystem
Ulrich Bäßler

Band 3 Evolution
Ulrich Kull

Band 4 Ökologie und Umweltschutz
Hans Knodel und Ulrich Kull

Band 5 Verhalten
Albert Danzer

Band 6 Evolution des Menschen
Ulrich Kull

Band 7 Erkenntnisgewinnung in der Biologie, dargestellt an der Entwicklung ihrer Grundprobleme
Erich Götz und Hans Knodel

Band 8 Nutztiere
Franz-Peter Leibig

Band 9 Nutzpflanzen
Alfred Schwarzenbach und Hans Knodel

Band 10 Biologie und Philosophie
Heinz Fäh